Vanessa P. Halen

AF280081

DIE NEUEN SCHLANK PUSHER

Leichter abnehmen mit
dem ganzheitlichen
Schlank-Konzept und den
neuen Schlankstoffen

VH-edition

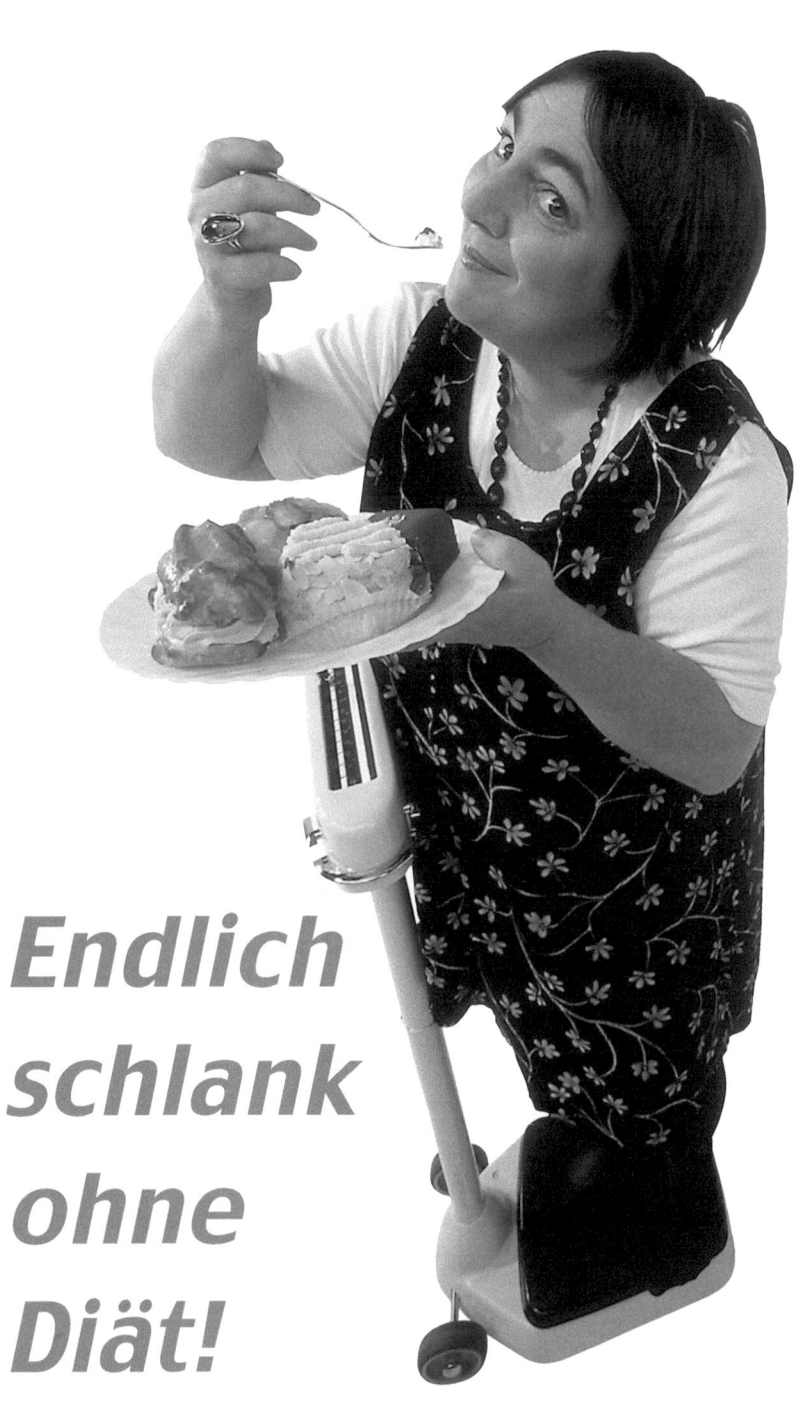

**Endlich
schlank
ohne
Diät!**

Impressum

Die neuen Schlank-Pusher
Schlank ohne Diät

Cover-Design:
Antje Mönch - Kontakt: *art-design@gmx.net*

Fotos & Abbildungen:
Cover: Vanessa P. Halen fotografiert von Heiko Kube
Textblock: Hemera Photo Objects, CCCollection, Privat-Archiv

Layout & Redaktion:
Vanessa Halen

Herstellung und Verlag:
Books on Demand GmbH,
Norderstedt

ISBN 3-8334-1473-1

Hinweis der Autorin:
Die Informationen und Ratschläge in diesem Ratgeber können keinesfalls eine fachmännische Diagnose oder Behandlung ersetzen. Eine Haftung der Autorin für Personen-, Sach- und Vermögensschäden ist daher ausgeschlossen. Bei ernsten Erkrankungen oder Zweifelsfällen ist ein Arztbesuch dringend anzuraten.

Internet:
www.wellness-infoseite.de

Bibliografische Information der Deutschen Bibliothek:
Die Deutsche Bibliothek verzeichnet diese Publikation in der Deutschen
Nationalbibliografie; detaillierte bibliografische Daten sind im Internet abrufbar
über: http://dnb.ddb.de

Inhaltsverzeichnis

Ein kurzer Überblick über diesen Ratgeber

8. Das Schlank-Konzept 72

Übersicht • Die Ursachen-Forschung • Die Entgiftungsphase • Die Reduktionsphase • Die Erhaltungsphase

9. Bewegungs-Programm 84

Ausreichende Bewegung • Fitness-Übungen für Faule

10. Straffende Spezial-Pflege 87

Wirksame Rezepte für Gesicht und Körper

11. Schlank mit Köpfchen 90

Sieben Regeln zum Wunschgewicht • Ihr eigener Schlankheits-Plan

12. Die Fettspar-Tabelle 93

13. Zum guten Schluss 94

14. Buchvorstellungen 95

BioAging • Ein neues Leben!

Vorwort

Sicher sind auch Sie enttäuscht: von all den vielen Wunder-Diäten, die allesamt nicht halten, was sie versprechen. Kiloweise abnehmen im Turbotempo. Sicher haben auch Sie schon viel Geld für Pillen, Pulver und Diät-Bücher ausgegeben. Sie haben alles ausprobiert, und nichts hat wirklich geholfen. Viel schlimmer noch: Sie bringen heute vielleicht sogar mehr Kilos auf die Waage, als irgendwann einmal vor Ihren erfolglosen Diätversuchen. Schrecklich! Da verliert man den Mut und den Glauben an sich selbst. Möglicherweise sind Sie sogar von sich selbst enttäuscht, fühlen sich sogar als Versager, weil Ihr Körper nicht so funktioniert, wie es Ihnen diese Wunder-Diäten weismachen wollen.

Immer wieder entdecke ich neue Anzeigen in Zeitschriften mit wahren Wunder-Versprechen: 10 Kilo weniger in einer Woche. Mit der neuen Schlank-Kapsel „XYZ" schaffen auch Sie den sensationellen Schlankheitstraum. Wenn ich sowas lese, dann kocht mir die Galle hoch. Obwohl ich selbst nie übergewichtig war, hatte ich in jüngster Zeit deutliche Probleme mit meinem Gewicht. Eine langwierige Erkrankung hatte mich regelrecht lahm gelegt und mich bewegungsunfähig gemacht. In dieser Zeit habe ich dann zusehends Pfunde zugelegt, dass sie schließlich nur so an Bauch, Hüften und Po schwabbelten. Als es mir dann gesundheitlich wieder besser ging, da hatte ich dann diese vielen überflüssigen Pfunde am Leibe und wurde sie nicht mehr los.

Als Gesundheits-Expertin sollte es mir doch leicht fallen, diese Pfunde schnell wieder loszuwerden. Aber ganz so einfach war das leider nicht. Ich erlebte am eigenen Leibe den Kampf mit dem Übergewicht und musste feststellen, dass es keine Wunder-Diäten oder Zaubermittelchen zum Abnehmen gibt. Erst meine eigene Schlank-Strategie hat mir schließlich geholfen. Eine intelligente, auf wissenschaftliche Erkenntnisse basierende Strategie, die den menschlichen Stoffwechsel und seine typischen Tücken berücksichtigt war schließlich die Lösung. Und mit ein paar wirksamen Helfern, den genialen Schlank-Pushern, war das Abnehmen schließlich kein Problem. Die

Pfunde purzelten, mein Körper wurde wieder knackig und nebenbei habe ich noch meine Haut sichtbar gestrafft. Toll! Ich habe mich sogar für das Cover dieses Ratgebers ablichten lassen...

Ich habe zahlreiche Diäten und Ratgeber studiert, um diese wunderbare Schlank-Strategie zu entwickeln. Es gibt so viele Diäten, die recht unterschiedlich aufgebaut sind. Die besten und wirksamsten Tricks dieser Diäten habe ich schließlich zu meiner persönlichen Schlank-Strategie ausgearbeitet. Wichtig war mir dabei, dass diese besondere Strategie zum Abnehmen sowohl gesund als auch sehr einfach zu befolgen sein sein sollte. Und für besondere Probleme beim Abnehmen habe ich verschiedene Schlank-Pusher ausprobiert. Manche helfen wirklich, aber viele versprechen leider nur das Blaue vom Himmel.

Heute habe ich mich entschlossen, Ihnen meine Schlank-Strategie und die besten Schlank-Pusher vorzustellen. Ich will mir jedoch nicht die Finger fusselig schreiben, sondern versuche auf das Wesentliche zu kommen. So können Sie ohne viel Blabla gleich durchstarten. Auf jeden Fall wünsche ich Ihnen viel Erfolg!

Viel Freude beim Lesen dieses Ratgebers wünscht Ihnen

Vanessa Halen

Einleitung

Fast jeder zweite Deutsche is(s)t zu fett! So könnte eine Schlagzeile in den Medien lauten. Die Lösung des Problems lautet einfach: Abnehmen. Doch die Umsetzung scheitert meist. Und so bleiben die Übergewichtigen ein gefundenes Fressen für die Diät-Industrie, die dicken Profit mit ihnen macht.

Viele Diäten sind teuer und sinnlos

So viele Diäten - und alle haben ein Ziel: überflüssige Pfunde zum Purzeln bringen. Doch die meisten Diäten lassen eher die Laune abstürzen. Und viele Diätpülverchen und Pillen schmälern noch unnötig die Geldbörse. Das frustet! Fest steht jedoch: Abnehmen funktioniert nur, wenn man dem Organismus weniger Kalorien zuführt, als er tatsächlich verbraucht - also durch eine negative Energiebilanz. Und das heißt ganz einfach: die Ernährung umstellen. Für viele bedeutet dies schließlich Kalorien zählen, strenge Rezepte einhalten, nach Vorschrift kochen, portionieren. Doch der Genuss bleibt dabei über kurz oder lang sicher auf der Strecke.

Eiweißmangel oft schuld an Übergewicht

Ernährungswissenschaftler haben festgestellt, dass wir Bundesbürger, vor allem jedoch Frauen, in der Ernährungsbilanz zu wenig Eiweiß aufnehmen. Und da liegt auch schon der casus knacktus. Eiweiß ist nämlich besonders wichtig für die Lipolyse, die Fettfreisetzung. Bestimmte Eiweißbausteine entscheiden, ob die Fettzellen Fett abgeben oder nicht. Seither weiß man, dass einzig und allein Eiweiß darüber entscheidet, ob unsere Fettzellen dick oder dünn sind. Ohne Aminosäuren kann unser Körper nämlich keine Stresshormone bilden. Und ohne Stresshormone gibt es wiederum keine Fettfreisetzung.

Fett allein macht nicht fett

Nicht Nahrungsfett fördert die Fettzellenbildung, sondern die Kombination von Fett und kurzkettigen Kohlenhydraten wie Weißbrot, Kuchen, Süßigkeiten und süße Getränke. Wenn wir nach dem Essen ein Stück Torte essen, so sorgen fetteinbauende Enzyme dafür, dass nur die Eingänge der Fettzellen geöffnet werden, die Ausgänge bleiben für Stunden verschlossen. So kann eine 100g schwere Tafel Schokolade dafür verantwortlich sein, dass wir bis zu ein Kilo zunehmen. Süße Speisen bewirken also genau das Gegenteil von Stresshormonen.

Fettabbauende Substanzen

Wenn wir völlig stressfrei leben könnten, gäbe es keine Fettfreisetzung aus den Fettzellen. Weil es unterschiedliche Formen von Stress gibt, gibt es auch unterschiedliche Stresshormone. Das Wachstumshormon z.B. wird nachts etwa eine Stunde nach dem Einschlafen von der Hirnanhangdrüse ins Blut gepumpt. Dieses Stresshormon saugt die ganze Nacht Energie aus unseren Fettzellen und macht uns somit schlank im Schlaf. Frühmorgens beginnt unser Körper mit der Produktion von Tageshormonen. Das Wachhormon ACTH wird ins Blut geleitet und stimuliert wiederum die Nebennierenrinde zur Abgabe von weiteren Stresshormonen. Etwa 40 weitere Hormone wecken unseren Körper auf und wir benötigen jetzt enorm viel Energie.

Mehr Eiweiß und viele Vitalstoffe

Für unseren Organismus ist es einfacher Energie aus Kohlenhydraten zu gewinnen als gespeichertes Fett zu verbrennen. Nehmen wir viele Kohlenhydrate zu uns, wird der Fettstoffwechsel immer träger. Wollen wir abnehmen, müssen wir unseren Körper also dazu zwingen, die gespeicherten Fettreserven anzugreifen. Dies ist nur möglich, wenn wir die Kohlenhydratzufuhr reduzieren und stattdessen mehr Eiweiß und viel vitalstoffreiches Obst und Gemüse essen. Dies ist besonders in den ersten beiden Wochen wichtig, bis sich der Stoffwechsel umgestellt hat. Durch die Kombination Eiweiß plus Vitalstoffe wird der Stoffwechsel auf Fettverbrennung getrimmt.

Sinnvolle Schlank-Pusher

Es gibt eine Reihe sinnvoller Mittel, die das Abnehmen erleichtern. Zu ihnen gehören die inzwischen allseits bekannten Fatburner, die also nicht mehr neu sind. Interessanter sind jedoch solche Schlank-Pusher, die genau auf die individuellen Figur-Probleme einwirken. Diese Pusher kommen zum Beispiel aus der Naturmedizin, aus der Pflanzenheilkunde oder aus der Homöopathie. In diesem Ratgeber lernen Sie diese wunderbaren Schlank-Pusher und deren Anwendung genau kennen. So können Sie genau für Ihren Typ die richtigen Pusher nutzen und dadurch gezielt abnehmen.

Übergewicht: Ursachen

Krankhaftes Übergewicht ist sehr selten, das heißt, eine Grunderkrankung wie zum Beispiel eine massive Stoffwechselstörung kommt als direkte Ursache für Übergewicht selten vor. Zwar spielt relativ häufig eine Störung der Schilddrüsenfunktion eine Rolle bei Gewichtsproblemen, aber diese lässt sich durch eine medizinische Behandlung leicht beheben. Bei einer Unterfunktion der Schilddrüse laufen nämlich alle Stoffwechselvorgänge etwas langsamer ab, weil dem Körper nicht genügend Schilddrüsenhormone zur Verfügung stehen. Dadurch wird der Körper insgesamt träger, der Kalorienumsatz gebremst und die Pfunde sammeln sich an. Aber durch die Gabe von Schilddrüsenhormonen kann dieses Problem einfach behoben werden.

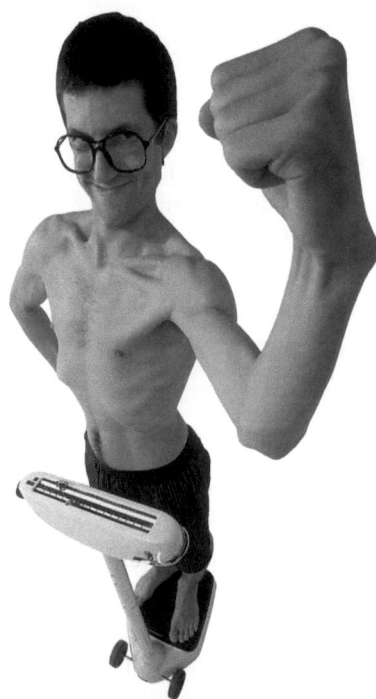

Der Sieg über die Waage ist kein leichtes Spiel. Aber eine kluge Strategie hilft dabei, diesen Kampf zu gewinnen.

In aller Regel ist deutliches Übergewicht die Folge einer falschen Ernährungs- und Lebensweise. Das Problem liegt wohl eher darin, dass man diese Ursache zunächst genau definieren muss und schließlich dagegen angehen muss. Man weiß ja, dass Bratwurst, Schokolade, Torte und Co nicht gut für die Figur sind, aber das alles schmeckt doch so lecker. Es fällt so schwer, auf diese Leckereien zu verzichten. Und so bleibt alles beim Alten.

Wer sein Übergewicht erfolgreich reduzieren möchte, der muss die Ursachen dafür genau analysieren und gezielt dagegen angehen. Ein paar Pfunde zuviel sind dabei sicher kein großes Problem. Hier helfen auch die einfachen Kurz-

Diäten, die tagtäglich in allen möglichen Zeitungen und Zeitschriften veröffentlicht werden. Aber massives Übergewicht muss man gezielt mit einer individuellen Schlank-Strategie behandeln. Es gibt nämlich verschiedene Übergewichts-Typen, die sich deutlich voneinander unterscheiden. Wenn man erst einmal seinen Übergewichts-Typ kennt, dann kann man auch eine gezielte Schlank-Strategie aufstellen.

Die verschiedenen Übergewichts-Grundtypen
Es gibt viele Ursachen, warum man übergewichtig ist. Aber im Grunde gibt es nur wenige Typklassen, in die man die Übergewichtsursachen einordnen kann. Wenn man sich einmal selbst genau beobachtet und studiert, dann kann man sich relativ leicht einer der folgenden Typen zuordnen:

1. Der Vielesser und Nimmersatt

2. Der Daueresser

3. Die Naschkatze

4. Der Genießer

Der Vielesser und Nimmersatt

Dieser Typ vernichtet wahre Riesenportionen beim Essen. Ein Teller reicht nicht, da muss noch ein ordentlicher Nachschlag her. Vielleicht sogar noch ein dritter oder vierter? Und wenn die Zeit dann nicht reicht, werden die Riesenmengen auch noch im Turbotempo verschlungen. Und so richtig satt ist dieser Typ dann möglicherweise auch nicht. Wenn andere bereits platzen würden, dann stopft dieser Typ immer noch ein ordentliches Häppchen hinterher.

Die Abhilfe: Hier müssen Sattmacher her. Und da gibt es einige effektive Satt-Pusher, die eine wirksame Hilfe versprechen. Mehr dazu erfahren Sie später in diesem Ratgeber.

Der Daueresser

Dieser Typ kann die Finger nicht vom Essen lassen. Er isst eigentlich den ganzen Tag, wenn er nicht gerade schläft. Meist futtert er sogar völlig unbewusst und merkt nicht, dass er sich gerade wieder etwas in

13

den Mund steckt. Ein Häppchen hier, ein Schokoriegelchen da. Lauter Kleinigkeiten, die sich aber im Laufe eines Tages zu einer Kalorien-Orgie summieren.

Die Abhilfe: Am besten alle Leckereien verbannen, ob zu Hause oder im Büro. Und damit das liebe Unterbewusstsein nicht wieder zu solchen Fehlgriffen verleitet, sollte man es einfach mit wirksamen Mitteln überlisten. Wie das funktioniert lesen Sie später.

Die Naschkatze

Eigentlich isst die Naschkatze gar nicht so viel. Dafür nascht sie aber gerne richtige Kalorienbomben wie Schokolade, Nüsse oder Chips. Mit Vorliebe abends vor dem Fernseher, weil es doch so gemütlich ist. Und genau diese Naschereien verderben die Kalorienbilanz des ganzen Tages.

Die Abhilfe: Entweder die geliebten Naschereien durch kalorienarme Leckereien ersetzen oder spezielle Pusher nehmen, die das Verlangen danach deutlich reduzieren.

Der Genießer

Eine Gänsekeule vom Feinsten, ein würziger Käse und ein vorzüglicher Wein. Wer kann als Genießer da schon widerstehen? Es gibt so viele kulinarische Höhepunkte, die man alle genießen muss. Man lebt ja schließlich nur einmal. Und das sieht man einem solchen Genießer-Typ letztlich auch deutlich an.

Die Abhilfe: Ein schwieriger Typ. Wie soll man einem Menschen das Genießen abgewöhnen? Aber auch hier gibt es Hilfe in Form von Schlank-Pushern, die die Genießer-Sünden etwas mildern. Und mit einer bewussteren Ernährungsweise kann man schließlich auch schlank genießen.

Doch bevor Sie sich jetzt gleich über diese Schlank-Pusher in diesem Ratgeber hermachen, sollten Sie zunächst einmal Ihre persönliche Schlank-Strategie finden. Und das funktioniert nur, wenn Sie diesen Ratgeber in Ruhe und Schritt für Schritt durchlesen bzw. durcharbeiten.

Unternehmen Abnehmen

Viele Menschen leiden an gewichtsabhängigen Krankheiten: Bluthochdruck, Magen-Darmstörungen, hoher Cholesterinspiegel, Diabetes oder Arthrosen, um nur einige zu nennen. Daneben fühlen sich viele Übergewichtige nicht wohl, sondern leiden unter ihrer Figur, unter Verdauungsstörungen, Hautproblemen oder anderen Symptomen des gestörten Stoffwechsels. Normale Diäten und Ernährungshinweise helfen oft nicht. Hier setzt nur eine individuelle Strategie zur Gewichtsreduktion an.

Warum Abnehmen so schwer ist

Unser Organismus hat von Natur aus die Tendenz, sein Körpergewicht zu halten. Jeder Versuch davon abzuweichen führt zu einer massiven Gegenregulation des Stoffwechsels. Dadurch wird jede Gewichtsreduktion sehr mühsam und über einen bestimmten Punkt hinaus sogar fast unmöglich. Sie kennen das sicher: die ersten Pfunde verschwinden recht einfach. Doch dann stellt sich ein Stillstand ein. Und dann kommt es noch zum berüchtigten Jo-Jo-Effekt, also zu einer schnellen und unausweichlichen Gewichtszunahme. Alle Anstrengungen scheinen umsonst gewesen zu sein.

Diäten mit Jo-Jo-Effekt

Die Standard-Methode zum Abnehmen ist die Diät, also der Versuch durch eine Einschränkung der Kalorien und Fette Gewicht zu verlieren. Doch die meisten Diäten haben einen entscheidenden Nachteil: sie versprechen durch den Verzicht auf Kalorien bzw. Fette eine Gewichtsreduktion, ohne die biologischen Abläufe des Stoffwechsels zu berücksichtigen. Deshalb provozieren gerade solche Diäten eine Gegenregulation des Körpers und führen unweigerlich zum Jo-Jo-Effekt. Das Ende vom Lied sind noch mehr Kilos auf der Waage. Besonders gefährlich sind einseitige Diäten mit einer stark eingeschränkten Nährstoffzufuhr. Oft fehlen in einer Diät nämlich viele Nährstoffe, insbesondere Vitamine, Mineralstoffe und Spurenelemente sowie Aminosäuren, die allesamt für einen gezielten Fettabbau unbedingt notwendig sind. Ohne diese Nährstoffe läuft jedoch nichts. Es kommt zu einer bedrohlichen Mangelernährung.

Mangelernährung droht

Die Mangelernährung kann schließlich so weit führen, dass es zum Muskelabbau kommt. Die Muskelzellen werden nicht mehr mit lebensnotwendigen Nährstoffen versorgt und verhungern regelrecht. Die Muskelzellen sind aber die Haupt-Energieverbraucher in unserem Körper, nur sie können Fett verbrennen. Ein Teufelskreis beginnt: durch mangelhafte Diäten reduziert der Körper seine Muskelmasse, stoppt damit den Fettabbau und baut stattdessen neue Fettreserven auf. Darüber hinaus behindert noch das Körperfett selbst das Abnehmen. Fettzellen verbrauchen nämlich viel weniger Energie als aktive Muskelzellen und behindern damit zusätzlich die Gewichtsreduktion. Je höher der Körperfettanteil ist, desto eher neigt man dazu, weiter zuzunehmen, selbst wenn man weniger ist. Ein Dilemma!

Fett als Schlackenspeicher

Unsere Fettzellen haben noch weitere ungeliebte Eigenschaften. Fett im Übermaß dient dem Körper nämlich auch als Speicher von Stoffwechsel-Schlacken. Während des Verdauungsprozesses entstehen nämlich viele Säuren. Bei mangelhafter Ernährungsweise entsteht ein Säureüberschuss, der in das Bindegewebe übergeht, welches die Fettzellschicht umgibt. Je mehr Körperfett nun vorhanden ist, umso mehr Schlacken speichert unser Körper. Und genau diese Schlacken behindern wiederum die Lipolyse, die gewünschte Fettfreisetzung. Die Schlacken legen sich nämlich wie ein Panzer um die Fettzellen und sorgen dafür, dass diese sich nicht entleeren können. Egal, welche Anstrengung man auch unternimmt, das Fett bleibt in den Zellen. Noch schlimmer: Die Schlacken wirken sogar wie ein Fettmagnet und sammeln jegliches Fett aus der Nahrung, um es anschließend in die Fettzellen zu pumpen. Außerdem behindern Schlacken auch die optimale Vitalstoff-Verwertung, weshalb es zu einem Vitalstoffmangel kommen kann. Und der wiederum reduziert die Stoffwechselleistung - und das ganze Spielchen wird ein Drama ohne Ende.

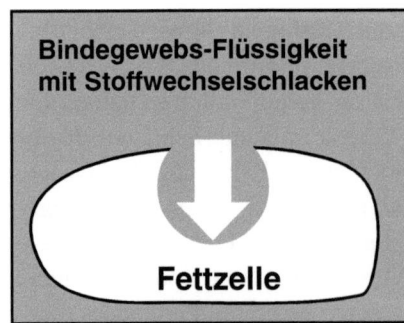

Bindegewebs-Flüssigkeit mit Stoffwechselschlacken

Fettzelle

Gewebeschlacken lassen die Fettzellen leichter und schneller wachsen

Störung der Balance

Der Stoffwechsel entgleist und gerät aus der Balance. Oft kommt es dadurch sogar zu einer Störung des hormonellen Gleichgewichts: zuviel Insulin und Cortisol, zu wenig Wachstumshormone oder Sexualhormone, um nur einige Beispiele zu nennen. Da kann man sich abstrampeln, sich regelrecht aushungern, alles hilft nichts, wenn man das Übel nicht an der Wurzel packt. Deshalb ist es so wichtig den eigenen Körper zu verstehen, wenn man wirklich abnehmen möchte. Bitte nicht einfach irgendeine Mode-Diät ausprobieren, sondern erst Ihren Körper studieren! Nur so können Sie wirklich erfolgreich Ihr Gewicht reduzieren!

Klares Ziel: Abnehmen

Selbst wenn das Ziel klar ist, nämlich erfolgreich Gewicht zu reduzieren, so ist der Weg dorthin nicht gerade einfach und auch nicht für jede Person identisch. Jeder Mensch hat einen individuellen Stoffwechsel, der durch die persönliche Ernährungs- und Lebensweise entsprechend beeinflusst wird. Einfach gesagt: Jeder Mensch ist anders und braucht deswegen seine ganz persönliche Abnehm-Strategie.

Die persönliche Abnehm-Strategie

Die persönliche Konstitution, der Stoffwechsel, der eigene Lebensstil, die Fitness, der Gesundheitszustand, die eigene Motivation, aber auch das private und das berufliche Umfeld bestimmen den Weg zum Ziel. Und der ist natürlich von Mensch zu Mensch unterschiedlich. Deshalb kann es auch keine Ideal-Diät für alle Übergewichtigen geben. Aber mit dem erforderlichen Basiswissen über die Faktoren, die das eigene Körpergewicht bestimmen, und mit gezielten Maßnahmen zur Optimierung dieser Faktoren, findet man schließlich seinen persönlichen Weg zum Ziel: die eigene Strategie zum Abnehmen.

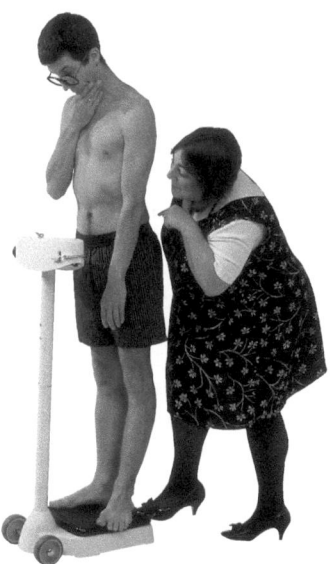

Dieser Ratgeber will Ihnen helfen, Ihre persönliche Strategie zum Abnehmen zu finden

17

So nehmen Sie richtig ab

Es ist eigentlich sehr einfach: Sie nehmen ab, wenn Ihr Energie-Verbrauch höher ist als Ihre Energie-Zufuhr. Das uns allen bekannte Maß der Dinge sind die Kalorien, die wir zuführen und die wir verbrennen. Eine negative Kalorienbilanz, also mehr Kalorien verbrennen als zuführen, führt zur Gewichtsabnahme. Um zum Beispiel ein Pfund zu verlieren, müssen Sie 3.500 kcal weniger zu sich nehmen, als Sie verbrauchen. Die Kalorien-Differenz deckt Ihr Körper, indem er die entsprechende Menge aus Ihrem Depotfett abbaut. Und genau dieses Fett wollen Sie ja schließlich reduzieren.

Wenn Sie also täglich etwa 2.000 kcal verbrennen, aber nur 1.500 kcal zuführen, dann sparen Sie täglich 500 kcal ein. Pro Woche sind dies dann 3.500 kcal, die Sie sparen. Diese Kalorienmenge entspricht einem Pfund Körpergewicht, das Sie abbauen. Und in einem Jahr, in gut 52 Wochen, bauen Sie schließlich über 52 Pfund ab.

Die Schlank–Formel:
500 kcal pro Tag sparen: = 3.500 kcal pro Woche
entspricht 1 Pfund Gewichtsabnahme pro Woche

Grundsätzlich gibt es zwei Ansätze, Körpergewicht zu reduzieren: Entweder man nimmt weniger Kalorien mit der Nahrung auf, als man tatsächlich verbraucht. Oder man steigert den Energieverbrauch durch körperliche Betätigung, so dass der Körper mehr Kalorien verbrennt. Am besten ist natürlich eine Kombination aus beiden Ansätzen: weniger Kalorien aufnehmen und mehr Kalorien verbrennen. So nimmt man garantiert ab.

Diese Schlank-Formel klingt wirklich sehr einfach, doch so leicht ist die Umsetzung leider nicht. Wenn es so wäre, dann gäbe es sicher keine übergewichtigen Menschen. Es gibt nun mal eine Reihe von Faktoren, die das Abnehmen deutlich erschweren. Da ist zum Beispiel der Heißhunger auf Süßes, dem man einfach nicht widerstehen kann. Oder der Appetit auf fetthaltige Speisen. Das unkontrollierte Naschen. Und so viele Dinge mehr, die man ohne weiteres nicht in den Griff bekommt. Genau hier setzen die Schlank-Pusher an, die das Abnehmen wirklich erleichtern. Lassen Sie sich einfach überraschen.

Abnehmen und Mikronährstoffe

Vitamine, Mineralstoffe, Spurenelemente und Aminosäuren haben beim Abnehmen eine immense Bedeutung. Ob wir immer mehr Fett ansetzen oder schlank wie eine Bohnenstange bleiben, wird im Wesentlichen von unseren Hormonen bestimmt. Und hier genau liegt auch der Schlüssel zum Abnehmen: Durch eine gezielte Zufuhr bestimmter Mikronährstoffe wie Vitamine, Mineralstoffe, Spurenelemente Aminosäuren und Fettsäuren, regen wir nämlich unseren Organismus an, ausreichend schlankmachende Hormone zu produzieren.

Wie Hormone auf Fettzellen wirken

Ob nun eine Fettzelle ihre Pforten öffnet, um Fett aus dem Blut aufzunehmen oder ins Blut abzugeben, wird von unserem Zentralnervensystem gesteuert und mit den zur Verfügung stehenden Hormonen und weiteren wichtigen Signalstoffen geregelt. Der Hypothalamus als Oberbefehlshaber über alle Hormone produziert sogenannte Releasing-Faktoren, dazu gehört z.B. das Neuropeptid TRF, das für die Produktion der Schilddrüsenhormone verantwortlich ist. Die verschiedenen Hormone, die in bestimmten Lebenssituationen wie Erwachen, Schlafen, Stress etc. verstärkt über das Blutsystem ausgeschüttet werden, docken an den Rezeptoren der Fettzellen an und setzen eine ganze Reihe von weiteren biochemischen Vorgängen in Gang: Es werden sogenannte G-Proteine stimuliert. Diese G-Proteine, so haben Wissenschaftler jetzt festgestellt, tragen die Entscheidungskompetenz darüber, ob in der Zelle eine Fetteinlagerung oder Fettfreisetzung stattfindet.

Und das sind die schlankmachenden Hormone:

TRH - Thyreotropin Releasing Hormon

Das TRH, eine Art Hormonregulator, ist der oberste Manager für unsere Schilddrüsenhormone. Das Neuropeptid TRF stimuliert die Bildung und Freisetzung von TSH aus der Hirnanhangdrüse. TSH ist das eigentliche schilddrüsenstimulierende Hormon. TRH wird aus nur drei Aminosäuren hergestellt: Glutaminsäure, Histidin und Prolin. Diese sind in eine ausgewogenen Ernährung mit ausreichend Protein bzw. Eiweiß im Regelfall genügend enthalten.

Schilddrüsenhormon T3 (Trijodthyronin)
T3 ist das wichtigste Hormon, das unseren Energie-Grundumsatz festlegt, nämlich T3 bestimmt, ob wir wenig oder viel Kalorien am Tag für die Energiebereitstellung verbrauchen. T3 sorgt für den Nährstofftransport in die Zelle. Fehlt T3, so kann auch in den Mitochondrien, den Energie-Kraftwerken der Zellen, weniger Fett verbrannt werden. Die Mitochondrien können nicht mehr richtig funktionieren und werden zum Teil lahm gelegt. T3 beeinflusst auch die Wirksamkeit anderer Hormone. Bei einer Unterfunktion der Schilddrüse verlieren Insulin, das Wachstumshormon (STH), das Glukagon und Adrenalin ihren energieumsatzsteigernden Effekt. Zu wenig Schilddrüsenhomon macht lethargisch und dick. T3 besteht aus Jod und aus der Aminosäure Tyrosin. Für die Synthese sind Selen und Vitamin C erforderlich.

ACTH - das Wach- und Weckhormon
Dieses Hormon wird beim Erwachen in den Morgenstunden vermehrt zur Energiegewinnung ausgeschüttet. Die Mitochondrien in den Zellen verbrennen fleißig Fett dazu. ACTH ist auch beteiligt an der Freisetzung von weiteren fettfreisetzenden Hormonen wie z.B. Glukagon. ACTH besteht aus Aminosäuren.

Wachstumshormon (STH)
Dieses Hormon wird etwa 90 Minuten nach dem Einschlafen produziert. STH steigert die Eiweißsynthese und fördert den Fettabbau. Übergewichtige zeigen charakteristischerweise erniedrigte STH-Konzentrationen, was eine Gewichtsreduzierung oftmals erschwert. Die Freisetzung von Wachstumshormon kann stimuliert werden durch die Aminosäuren Arginin, Ornithin und Glutamin. Für seine Synthese sind außerdem Vitamin B6, C, Zink und Mangan erforderlich.

Glukagon
Glukagon ist der Gegenspieler des Insulins. Es hat die Aufgabe, den Blutzuckerspiegel zwischen den Mahlzeiten konstant zu halten und damit die Energieversorgung sicherzustellen. Glukagon kann u.a. auch aus Glycerin gebildet werden, einem wichtigen Teil der Fettmoleküle. Glukagon gehört zu den Hormonen, die physiologischerweise eine Sättigung auslösen.

Noradrenalin und Adrenalin

In Stresssituationen sind Noradrenalin und Adrenalin die Hormone, die für die Energiegewinnung Fettsäuren aus den Zellen freisetzen. Noradrenalin ist im übrigen ein Hormon, das die Stimmung hebt. Synthetisiert wird es aus den Aminosäuren Phenylalanin und Tyrosin, außerdem werden Vitamin B6, C und Kupfer benötigt.

Aminosäuren für eine schlanke Linie:

Verschiedene Mikronährstoffe wirken regelrecht als Schlank-Pusher und fördern das Abnehmen in bedeutendem Maße:

Arginin und Ornithin

Arginin und Ornithin sind hochwirksame Aminosäuren. Aminosäuren sind die Einzelbestandteile von Protein oder Eiweiß. Unser Körpereiweiß besteht aus 20 verschiedenen Aminosäuren. Allen ist gemeinsam, dass sie ein Stickstoffatom enthalten - eine sogenannte Aminogruppe. Die gezielte Zufuhr einzelner Aminosäuren kann verschiedene Funktionen des Organismus optimieren. Als Vorläufermolekül des Stickoxids haben Aminosäuren erstaunliche Wirkungen in unserem Organismus. Wird nämlich Arginin vermehrt zugeführt, so steigt der Stickoxid-Spiegel im Blut an. Die Folge ist u.a. eine Entspannung der Blutgefäßwände und damit eine allgemeine Durchblutungsverbesserung. Ornithin wird im Organismus zu Arginin abgebaut. Weil es im Körper aber langsamer abgebaut wird, hält der Wirkeffekt auch entsprechend länger an. Damit ist Ornithin die perfekte Ergänzung zu Arginin.

Wirkungen von Arginin und Ornithin

Es gibt verschiedene Wege, den Fettabbau zu beschleunigen bzw. anzuregen. Wir wissen bereits, dass eine ausgewogene Ernährung und regelmäßige Bewegungsübungen sehr wichtig für den Erhalt unserer Gesundheit sind. Aber mit zunehmendem Alter ist unser Körper nicht mehr in der Lage, die Vitalstoffe aus der Nahrung optimal zu verwerten. Deshalb ist eine individuelle Nahrungsergänzung mit Vitalstoffen äußerst sinnvoll, wenn man gesundheitlich voll auf der Höhe bleiben möchte. Zu diesen Nahrungsergänzungsmitteln gehören u.a. auch Arginin und Ornithin, die Spitzenreiter unter den Aminosäuren mit einem vielseitigen Funktions- und Wirkungsspektrum.

Ausschüttung von **Wachstumshormon**

Das Wachstumshormon ist der Renner unter den Schlank-Hormonen. Nur leider ist es extrem teuer und mit starken Nebenwirkungen behaftet, so dass eine direkte Therapie mit Wachstumshormonen nur unter ärztlicher Aufsicht in Frage kommt. Wachstumshormone bezeichnet man auch gerne als Jugendhormone, weil deren Blut-Konzentration in jungen Jahren auf dem Zenit steht. Mit zunehmendem Alter nimmt die Menge an Wachstumshormonen in unserem Körper ab. Dieser Abnahme von Wachstumshormonen schreibt man auch die Zunahme von typischen Alterserscheinungen zu. Je weniger Wachstumshormone unsere Hirnanhangsdrüse produziert, umso weniger Fett kann im Körper abgebaut werden. Die Aminosäuren Arginin und Ornithin gehören zu den wichtigen Substanzen, die unsere Hirnanhangsdrüse benötigt, um Wachstumshormon auszuschütten. In der richtigen Dosierung zur richtigen Zeit kann mit der Einnahme dieser beiden Aminosäuren die Produktion von Wachstumshormonen in unserer Hirnanhangsdrüse ordentlich angekurbelt werden.

Keine Gewichtsabnahme ohne Carnitin

Carnitin spielt bei der Fettverbrennung eine Schlüsselrolle. Mit diesem Transportmolekül werden nämlich Fettsäuren in das Innerste der Mitochondrien, den Brennkammern der Zellen, geschleust. Dort werden sie dann regelrecht verheizt. Bei einem Mangel an Carnitin werden zudem vermehrt Fettstoffe synthetisiert, die sich dann wieder in den Fettzellen einnisten können. Eine weitere wichtige Rolle spielt Carnitin bei der Energiegewinnung. Auch die Herzmuskelzellen brauchen deshalb viel Carnitin für ihre ausdauernde Leistungskraft. Adipöse Menschen haben oft einen trägen Stoffwechsel. Um so mehr brauchen sie Carnitin, um den Stoffwechsel wieder ins Lot zu bringen. Außerdem kann Carnitin hohe Blutfett- und Cholesterinwerte senken. Carnitin wird synthetisiert aus den Aminosäuren Lysin und Methionin unter Beteiligung von Vitamin C, B6, B3 und Eisen. Viel Carnitin ist enthalten in Fleisch, besonders in Wild und Lamm. Aber auch Schinken, Pilze, Käse und Fisch enthalten ausreichende Mengen Carnitin.

Cystein schützt die Hormon-Steuerzentrale

Cystein ist ein wichtiger Bestandteil des Glutathionmoleküls, einem wichtigen Radikalenfänger, und wirkt dem Absterben der

Hypothalamus-Zellen entgegen. Der Hypothalamus ist sozusagen der Regulator für die Herstellung sämtlicher Hormone, die ja mitunter auch unser Körpergewicht regulieren. Eine Schädigung des Sättigungskerns im Hypothalamus führt zu einer unnatürlichen Appetitsteigerung und so zu einer Gewichtszunahme. Cystein steckt in allen eiweißreichen Lebensmitteln wie Fisch, Geflügel, Hülsenfrüchte wie Erbsen und Linsen, Nüsse, Samen, Soja, Käse und vielen anderen Milchprodukten.

Tryptophan für Glücksgefühle

Diese Aminosäure ist die Vorstufe des Neurotransmitters Serotonin, der auch als Glücksbotenstoff bekannt ist. Serotonin beeinflusst das Sättigungsgefühl und damit unser Essverhalten. Eine stärkere Zufuhr von Tryptophan kann also bewirken, dass wir insgesamt schneller satt werden und so weniger essen. Außerdem stabilisiert Tryptophan die Nerven und sorgt für einen erholsamen Schlaf, der wieder Voraussetzung für die Produktion von fettabbauenden Wachstumshormonen ist. Tryptophan ist besonders in Milchprodukten enthalten. Optimale Schlankmahlzeiten sind also morgens Joghurt oder Quark mit frischen Früchten. Die Vitalstoffe aus den Früchten sorgen dafür, dass das Tryptophan optimal verwertet wird. Und abends gibt es die berühmte Milch mit Honig für eine wohlige Nachtruhe.

Glycin für mehr Wachstumshormon

Glycin ist wie Arginin und Ornithin eine Aminosäure, die den Wachstumshormonspiegel erhöhen kann. Diese Aminosäure dient der Entgiftung von Schadstoffen und körpereigenen giftigen Stoffwechselendprodukten. In der Leber und anderen Organen werden diese Gifte an Glycin gekoppelt und anschließend vorwiegend über die Nieren ausgeschieden. Außerdem reduziert Glycin den typischen Heißhunger auf Süßes. Glycin ist in allen pflanzlichen Lebensmitteln enthalten. Deshalb heißt die Devise beim Abnehmen: möglichst viel Obst und Gemüse essen.

Methionin für einen reibungslosen Stoffwechsel

Diese Aminosäure spielt eine bedeutende Rolle im Fett- und Eiweißstoffwechsel. Sie wird benötigt, um Adrenalin herzustellen, eines der wichtigsten fettabbauenden Hormone. Methionin gehört zu den schwefelhaltigen Aminosäuren und ist für den Eiweißaufbau im menschlichen Organismus unbedingt erforderlich. Diese Aminosäure ist selbst Bestandteil des Carnitins. Somit ist sie sehr wichtig beim Abnehmen: Carnitin transportiert nämlich Fett zur Energiegewinnung in die Muskelzellen. Methionin ist in betont eiweißhaltigen Nahrungsmitteln reichlich enthalten. Eine sehr gute Quelle für Methionin sind Eier.

Phenylalanin als Appetitzügler

Diese Aminosäure wirkt auf das Sättigungsempfinden, sie macht glücklich und satt. Aus Phenylalanin baut sich der Körper psychisch wirksame Stoffe wie Noradrenalin, Dopamin und Endorphine. Diese wiederum beeinflussen erheblich die Stimmung des Menschen positiv. In der Medizin wird diese Aminosäure sogar als Antidepressivum eingesetzt. Im Darm wird mit Hilfe dieser Aminosäure das wichtige Sättigungshormon Cholezystokinin aufgebaut. Damit ist Phenylalanin ein natürlicher Appetitzügler. Enthalten ist diese Aminosäure in eiweißreichen Lebensmitteln.

Tyrosin für Schilddrüse und Wohlbefinden

Tyrosin ist erforderlich für die Synthese des Schilddrüsenhormons Thyroxin. Dieses Hormon bestimmt die Höhe des Grundumsatzes. Je mehr Thyroxin produziert wird, desto höher ist auch der Energie-Grundumsatz, d. h. man verbrennt mehr Kalorien. Außerdem ist diese

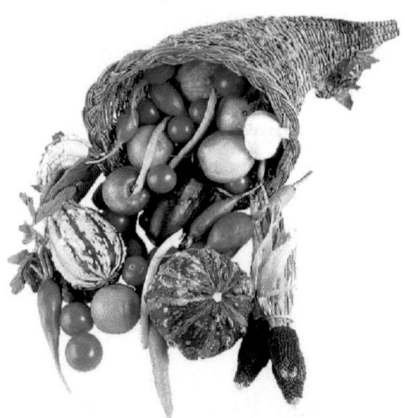

Aminosäure eine direkte Vorstufe von Dopamin, einem wichtigen Botenstoff, der wach, glücklich und dynamisch macht. Bei Übergewichtigen erleichtert Dopamin die Gewichtskontrolle: Sie essen weniger und sind deutlich leistungsfähiger. Zudem macht Dopamin frisch und munter und wirkt so Müdigkeitsattacken entgegen. Auch Tyrosin nimmt man am besten durch eine ausgewogene und eiweißbetonte Ernährung zu sich.

Der Mensch ist, was er isst: Seine Nahrung ist die Basis seines Daseins. Ist die Nahrung gesund, ist der Mensch gesund.

Vitalstoffe für eine schlanke Linie:

Wie Hormone und Aminosäuren haben auch Vitalstoffe wie Vitamine, Mineralstoffe und Spurenelemente wichtige Funktionen in unserem Stoffwechsel:

Vitamin C für den Fettstoffwechsel

Weit bekannt ist, dass Vitamin C das Immunsystem stärkt und Infektionen bekämpft. Das Vitamin hat aber auch wichtige Funktionen im Fettstoffwechsel und kann vor der Enstehung von zuviel Cholesterin schützen. Es ist wichtig für die Synthese des Schilddrüsenhormons und von Noradrenalin. Außerdem ist es Bestandteil von Carnitin. Zudem ist das Vitamin an wichtigen Entgiftungsfunktionen des Körpers beteiligt. Adipöse Menschen haben oft sehr niedrige Vitamin-C-Spiegel. Obst und Gemüse, vor allem Zitrusfrüchte, Paprika und Kiwi enthalten reichlich Vitamin C.

Vitamin E als Schutzfaktor

Das Vitamin schützt Fette vor der Oxidation und hilft so, dass fettab-bauende Enzyme und Proteine ihre Arbeit leisten können: nämlich Fett abbauen. Vitamin E ist ein starkes Antioxidans und schützt alle fetthaltigen Strukturen vor freien Radikalen. Zudem wirkt Vitamin E in den Gehirnregionen, insbesondere auch in der Hirnanhangdrüse, als Regulator über alle Hormone. Vitamin E kommt reichlich in Pflanzenölen wie Sonnenblumen-, Distel- oder Weizenkeimöl vor.

Vitamin B6 für den Aminosäurenstoffwechsel

Vitamin B6 ist beteiligt am Aminosäurenstoffwechsel. Fehlt das Vitamin, so können auch keine Neurotransmitter und Hormone gebildet werden. Viel Vitamin B6 ist in Haferflocken, Leinsamen, aber auch in Fleisch, Fisch und Gemüse enthalten.

Vitamin B2 baut Fett ab

Dieses Vitamin, auch Riboflavin genannt, hat eine bedeutende Funktion im Energiestoffwechsel, weil es eine zentrale Rolle für die Energiegewinnung spielt. Durch seine Funktion als Energiespender hilft es, Fette im Körper abzubauen. Gute Vitamin-B2-Quellen sind Leber, Käse, Champignons und dunkle Schokolade. Davon sollte man aber nur in Maßen naschen.

Niacin reguliert den Blutzuckerspiegel

Niacin, auch Vitamin B3, ist für die Ausschüttung des Glukagons im Blut verantwortlich und reguliert damit den Blutzuckerspiegel. Getreide ist eine gute Niacin-Quelle.

Magnesium für den Fettabbau

Magnesium ist für die Energiegewinnung in den Mitochondrien, den Kraftwerken unserer Zellen, unentbehrlich. Die fettfressenden Moleküle benötigen viel Magnesium, um ordentlich Fett zu knacken. Außerdem ist der Mineralstoff maßgeblich an sämtlichen Stoffwechselreaktionen beteiligt, bei denen Energie umgesetzt wird. Enthalten ist Magnesium hauptsächlich in Getreideprodukten, Nüssen und Hülsenfrüchten.

Zink für die Hormone

Zink ist Bestandteil von mehr als 300 Enzymen und von vielen Hormonen wie z.B. Wachstumshormon, Schilddrüsenhormone oder Sexualhormone. Bei Zinkmangel besteht eine Neigung zum Blutunterzucker mit der Folge einer vermehrten Insulinausschüttung und dadurch Neigung zur Fettansetzung. Außerdem wirkt Zink regulierend auf das Appetitzentrum im Gehirn. Gute Zinklieferanten sind Austern, Schweineleber, Käse und Getreideprodukte.

Selen gegen Heißhunger auf Süßes

Selen ist ein wichtiger Bestandteil von Glutathion, einem potenten Radikalenfänger, der besonders den Sättigungskern im Hypothalamus schützt. Naschkatzen mit Heißhunger auf Süßes haben häufig einen Mangel an Selen. Außerdem spielt Selen beim Stoffwechsel der Schilddrüsenhormone eine wichtige Rolle. Ohne Selen kann nämlich das schlankmachende Tyrosin nicht gebildet werden. Gute Selen-Quellen sind rotes Muskelfleisch, Eier, Meerestiere und Paranüsse.

Chrom normalisiert den Blutzuckerspiegel

Chrom hilft, den Blutzuckerspiegel zu regulieren und verbessert die Insulinwirkung. Bei Chrommangel kommt es leicht zu erhöhten Blutzuckerspiegeln. Außerdem neutralisiert es erhöhte Blutfettspiegel und hilft dabei, die Muskelmasse bei einer Gewichtsreduktion kräftig zu halten. Viel Chrom ist in Bierhefe enthalten.

Diäten machen krank

Wenn Sie Ihrem Stoffwechsel diese wichtigen Vitalstoffe nicht in ausreichender Menge zur Verfügung stellen, dann hat dies sehr negative Folgen auf den Eiweiß-, Kohlenhydrat- und Fettstoffwechsel. Ihr Stoffwechsel kann nur dann reibungslos funktionieren, wenn Sie ihm alle wichtigen Grundbausteine für seine Arbeit zuführen. Wenn nur ein einziger Baustein fehlt, läuft der Stoffwechsel schon unvollkommen ab. So findet z.B. die Fettverbrennung zur Energiebereitstellung nur noch mangelhaft statt. Stattdessen werden Fette unnötig in den Fettzellen eingelagert. Viele Diäten, vor allem einseitige oder stark kalorienreduzierte Diäten, führen zu einem Vitalstoffmangel, was letztlich das Abnehmen unmöglich macht. Da isst man kaum noch etwas oder ernährt sich nur noch von Bananen oder Eiern und verliert außer der Laune kein Pfund dabei.

Zu wenig macht dick

Ein Mangel an Nahrung führt zu einem Mangel an wichtigen Nähr- und Vitalstoffen. Und ein Mangel an Nähr- und Vitalstoffen schränkt den Energiestoffwechsel ein. Man fühlt sich müde, schlapp und regelrecht ausgelaugt. In diesem geschwächten Zustand ist man sogar anfälliger für Infektionskrankheiten, die wiederum an den Kräften zehren. Man fühlt sich allgemein schlecht und leidet vielleicht sogar noch an Schlafstörungen. So macht das Abnehmen sicher keinen Spaß. Und wenn man sich dann mal wieder eine leckere Sünde gönnt, schlägt diese gleich doppelt und dreifach auf dem Pfundekonto zu Buche.

Raus aus dem Dilemma

Abnehmen heißt also nicht auf Essen verzichten. Ganz im Gegenteil: Wer gesund abnehmen möchte, der muss über die Nahrung alle Nähr- und Vitalstoffe in ausreichender Menge zu sich nehmen. Und dazu ist es unbedingt notwendig, genügend und vor allem abwechslungsreich zu essen, damit es dem Körper an nichts fehlt. Es hilft aber auch nichts, wenn man dem Körper einfach wahllos die entsprechenden Vitalstoffe in Pillenform zuführt, weil sich unsere Steuerzentrale im Gehirn nicht so einfach überlisten lässt. Wer wirklich abnehmen möchte, der muss essen, und zwar das Richtige. Mit einem ausgewogenen Ernährungs-Konzept, das schmeckt und Spaß macht, rückt das Ziel schließlich näher: Abnehmen auf Dauer!

Richtige Ernährung

Das Thema Übergewicht wird für immer mehr Menschen zum Problem. Bereits jedes fünfte Kind ist heute schon zu dick. Die Zahl der dicken Fünf- bis Siebenjährigen hat sich in den vergangenen Jahren mehr als verdoppelt, die Zahl der übergewichtigen Zehnjährigen sogar verzehnfacht. Und bei den Erwachsenen sieht das Drama noch viel schlimmer aus: schon fast jeder zweite Erwachsene ist übergewichtig. Der Grund dafür liegt ganz einfach auf der Hand: Wir essen zu viel, zu fett, zu süß und vor allen Dingen immer mehr das Falsche. Pommes, Bratwurst, Pizza und zwischendurch Schokoriegel & Co. Dazu Cola oder Limo.

Essen auf der Straße

Heute ist es auch schon normal, wenn man auf der Straße isst. Da wird mal eben auf dem Weg eine Pizza oder eine Pommes aus der Hand gegessen. Wir essen nebenbei und spüren so das natürliche Sättigungsgefühl nicht mehr. Wir stopfen uns mit unnötigem Fettkram voll und merken nicht, dass unser Körper eigentlich keinen Nahrungsbedarf hat. Dabei leben wir in einem ausgesprochenen Schlaraffenland, das weit mehr als fettiges Fast Food zu bieten hat.

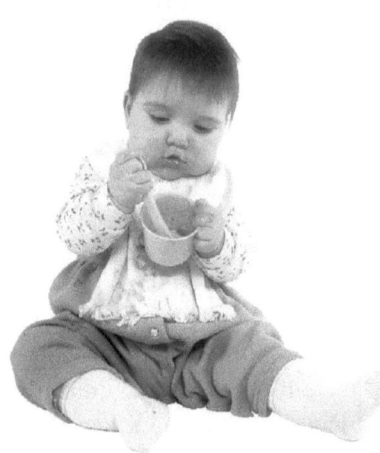

Bereits in jungen Jahren wird mit einer gesunden Ernährung die Basis für ein vitales Leben im Erwachsenenalter geschaffen.

Mehr Vitalstoffe

Unser Körper braucht eine gesunde Nahrung nach Bedarf, alle wichtigen Nähr- und Vitalstoffe für eine optimale Leistungsfähigkeit. Nicht mehr und nicht weniger. Wenn unsere Nahrung nur alle diese wichtigen Nähr- und Vitalstoffe wie zum Beispiel die bereits erwähnten Vitamine, Mineralien und Aminosäuren enthält, dann kann auch unser Stoffwechsel reibungslos funktionieren. Und wir werden von dieser Nahrung garantiert nicht fett, sondern fit und vital.

Aminosäuren für die Figur

Wie schon bereits in der Einleitung dieses Ratgebers erwähnt, is(s)t fast jeder zweite Deutsche zu fett. Und Schuld daran ist in der Regel eine falsche Ernährung. Ernährungswissenschaftler haben nämlich festgestellt, dass wir zu wenig hochwertiges Eiweiß mit der Nahrung aufnehmen. Und genau das Eiweiß und seine wertvollen Bestandteile, die Aminosäuren, ist doch so wichtig für die Fettverbrennung.

Einfaches Ernährungs-Konzept

Die einfache Schlank-Formel lautet also ganz einfach: mehr hochwertiges Eiweiß und Vitalstoffe mit natürlichen Lebensmitteln verzehren. Die Auswahl der Lebensmittel ist riesengroß. Für jeden Geschmack gibt es genau die richtigen Lebensmittel. Man muss diese nur geschickt kombinieren, dann helfen sie auch beim Abnehmen. Man kombiniert ganz einfach vitalstoffreiche mit eiweißreichen Lebensmitteln. Vereinfacht sieht dieses gesunde Ernährungskonzept dann wie folgt aus:

Vitalstoffreiche Lebensmittel	Eiweißreiche Lebensmittel
frisches Obst	magere Milchprodukte:
frisches Gemüse	Milch, Joghurt, Quark
Salat + Rohkost	magere Käsesorten
Hülsenfrüchte	mageres Fleisch + Fisch
Cerealien	Schinken, Filet
Vollkornprodukte	Geflügel ohne Haut

Fünf Mahlzeiten am Tag

Kombinieren Sie einfach fünf Mahlzeiten am Tag aus vitalstoff- und eiweißreichen Lebensmitteln. Das bringt automatisch die Pfunde zum Schmelzen, weil die Vitalstoffe plus Eiweiß den Fettstoffwechsel stark ankurbeln. Die Portionen dürfen ruhig üppig sein, und Kalorien müssen Sie auch nicht zählen - nur müssen die Eiweißlebensmittel wie Käse, Quark, Joghurt, Fleisch, Fisch oder Geflügel fettarm sein. Am besten Magerprodukte verwenden. Und so könnte dann ein Muster-Tag nach diesem Ernährungs-Konzept aussehen:

*1. **Frühstück:** Müsli oder Joghurt mit frischem Obst. Oder: Vollkornbrot mit Magerkäse und Gurken- oder Tomatenscheiben. Oder: Knäcke mit Magerquark und frischen Früchten.*

*2. **Zwischenmahlzeiten:** Obst und Gemüse der Saison: 1 Orange, 1 Apfel, 1 Hand voll Erdbeeren, Weintrauben, Beerenobst oder Möhren oder Kohlrabi roh zum Knabbern. Dazu 1 Joghurt.*

*3. **Mittag:** Bunter Gemüseteller mit feiner Schmand-Soße und Geflügelstreifen, Fischfilet und frischer Salat mit leichtem Joghurt-Dressing oder eine knackige Rohkostplatte mit würzigem Quark-Dip.*

*4. **Power-Drinks**: Frische Milch-Shakes mit Orangen, Erdbeeren, Kiwi, Banane, Apfel, Birne, Pfirsich, Aprikose, Pflaume oder ganz einfach Milch mit fertigen Vollfruchtsäften mixen.*

*5. **Abend**: Gemüse-Pfanne mit Magerkäse und Filetspitzen, Vollkornnudeln mit Gemüse-Joghurt-Soße, Hähnchenbrust und Kartoffeln mit Kräuterquark oder Quarktöpfchen mit Früchten der Saison.*

Probieren Sie einfach auch eigene köstliche Gerichte aus. Sie werden feststellen, dass es unendlich viele leckere Kombinationen gibt. Doch bevor Sie jetzt so richtig loslegen, sollten Sie noch etwas mehr zum Thema Abnehmen wissen. Denn ganz so spielend einfach lässt sich ein eingefahrener und träger Stoffwechsel nämlich nicht zu einem Hochleistungsmotor umfunktionieren.

Da gibt es noch weitere Faktoren, die das Körpergewicht beeinflussen und das Abnehmen erschweren bzw. erleichtern. Wer abnehmen möchte, der ist in letzter Zeit auch sicher über Modebegriffe wie zum Beispiel „Glyx" oder „Fatburner" gestolpert. Beides, sowohl der Glyx als auch die Fatburner, sollen auf einfache Weise schlank machen.

Was ist eigentlich der GLYX?

GLYX ist die Abkürzung für „glykämischer Index". Der GLYX gibt mit einem Wert von 0 bis 100 an, wie der Blutzuckerspiegel nach dem Genuss eines Lebensmittels ansteigt. Ein hoher GLYX bedeutet also auch einen starken Blutzuckeranstieg. Glucose, besser bekannt als Traubenzucker, bewirkt dabei den größten Anstieg des Blutzuckers, weil er für den Stoffwechsel am schnellsten verfügbar ist. Deshalb wird für Traubenzucker bzw. Glucose ein Glykämischer Index von 100 festgelegt. Alle anderen Lebensmittel haben, je nach Zusammensetzung und Verarbeitung, einen Wert der mehr oder weniger darunter liegt.

Günstiger GLYX

Der GLYX bezieht sich auf die Verwertbarkeit der Kohlenhydrate im Stoffwechsel. Kohlenhydrate wie die reine Glucose schießen regelrecht ins Blut, während komplexe Kohlenhydrate aus Ballaststoffen nur ganz langsam verstoffwechselt werden, weil sie erst in ihre Einzelteile zerlegt werden müssen. Ein niedriger GLYX ist also wünschenswert, weil dadurch der Blutzuckerspiegel nicht in die Höhe schießt und danach wieder stark abfällt. Lebensmittel mit einem hohen GLYX lassen den Blutzucker regelrecht Achterbahn fahren.

Die Sache mit dem Insulin

Um den Blutzucker zu regulieren, schickt die Bauchspeicheldrüse das Hormon Insulin ins Blut. Insulin sperrt sozusagen die Körperzellen auf, damit der Blutzucker in diese Zellen wandern kann. Die Zellen nutzen den Zucker schließlich zur Energiegewinnung bzw. zur Energiespeicherung. Werden nun dem Körper zu viele Lebensmittel mit einem hohen GLYX zugeführt, dann schießt der Blutzucker hoch, die Bauchspeicheldrüse produziert entsprechend viel Insulin. Ein Insulinüberschuss hat jedoch die Folge, dass die Zellen den Blutzucker in Form von Fett speichern. Wenn dieser Zustand anhält, dann nehmen die Fettzellen entsprechend zu und man wird immer dicker.

Insulin macht Heißhunger

Und noch eine schlimme Auswirkung hat die Entgleisung des Insulinspiegels durch die Blutzucker-Achterbahnfahrt: ein erhöhter Insulinspiegel fördert nicht nur die Fettspeicherung, sondern auch den

Heißhunger. Insulin senkt nämlich den Blutzucker relativ schnell wieder ab, und der starke Blutzuckerabfall gibt nun das Signal, jetzt wieder den Blutzuckerspiegel durch Zuckerzufuhr schnell anzuheben. Und prompt hat man Heißhunger auf Süßes und kann sich kaum vom Naschen zurückhalten. Diese unkontrollierte Achtbahnfahrt führt schließlich zu überflüssigen Pfunden.

Insulinresistenz und Typ-2-Diabetes
Im schlimmsten Fall, wenn der Insulinspiegel nämlich dauernd zu hoch ist, verliert das Insulin seine Wirkung. Es entwickelt sich die sogenannte Insulinresistenz. Dann gelangt immer weniger Blutzucker in die Zellen, was die Stoffwechselsituation zunehmend verschlechtert. So kann sich schließlich auch der Typ-2-Diabetes entwickeln. Aber auf diese Vorgänge im Stoffwechsel möchte ich in diesem Ratgeber nicht näher eingehen, weil ich vom eigentlichen Thema Abnehmen nicht unnötig abschweifen möchte. Dieses Thema wird bereits in vielen anderen Ratgebern mit dem Hauptthema GLYX ausführlich behandelt.

Ernährung mit dem GLYX
Lebensmittel mit einem günstigen GLYX beugen der Blutzucker-Achterbahnfahrt vor und halten die Blutzuckerkurve stabil. Dadurch werden Heißhunger-Attacken vermieden und man kann wesentlich einfacher sein Gewicht reduzieren.

Schlank und gesund mit dem GLYX

Eine Ernährung mit einem niedrigen GLYX

- hält den Blutzucker stabil

- senkt den Insulinspiegel

- verhindert Heißhunger–Attacken

- unterstützt die Gewichtsreduktion

- verringert das Risiko von Insulinresistenz

- mindert das Risiko eines Typ–2–Diabetes

- senkt das Risiko von Diabetes–Folgen wie Herz– und Gefäßleiden

LEBENSMITTEL mit niedrigem GLYX

Obst	Paprika	Vollkornbrot
Äpfel	Pilze	Vollkornkekse
Aprikosen	Radieschen	Vollkornhefekuchen
Birnen	Rettich	
Brombeeren	Sellerie	Hülsenfrüchte
Grapefruits	Sojasprossen	Kidneybohnen
Himbeeren	Spinat	Linsen
Johannisbeeren	Tomaten	Sojabohnen
Kirschen	Zucchini	weiße Bohnen
Kiwis	Zwiebeln	
Orangen		Nüsse + Saaten
Nektarinen	Getreidewaren	Erdnüsse
Pfirsiche	Hartweizen-Nudeln	Kürbiskerne
Pflaumen	Parboiled-Reis	Leinsamen
Weintrauben	Vollkornhafer	Mandeln
	Vollkornnudeln	Sesamkörner
Gemüse	Vollkornmüsli	Sonnenblumenkerne
Auberginen	Weizenkeime	Walnüsse
Blattsalate	Weizenkleie	
Bohnen		Getränke
Broccoli	Brot + Backwaren	Mineralwasser
Chicorée	Haferkleiebrot	Kaffee ohne Zucker
Gurken	Knäckebrot	Tee ohne Zucker
Karotten, roh	Leinsamenbrot	Apfelsaft, natur
Kohl	Pumpernickel	Saftschorlen

LEBENSMITTEL mit mittlerem GLYX

Obst	Mais	Pizzabrot
Ananas	Rote Bete	Reis-Cracker
Bananen		Weißbrot
Dosenfrüchte	Getreidewaren	
Mangos	Basmatireis	Süßwaren + Snacks
Melonen	Fertigmüslis	Eiscreme (Fett!)
Papayas	Hirse	Honig
Rosinen	Instant-Haferflocken	Kartoffelchips (Fett!)
	Vollkornreis	Konfitüre
Gemüse	Wilder Reis	Müsliriegel
Erbsen		Popcorn
Karotten, gekocht	Brot + Backwaren	Salzstangen
Kartoffeln, gekocht	Bagels	Schokolade (Fett!)
Kartoffelbrei	Graubrot	Weizencracker
Kürbis	Pitabrot	Zucker

LEBENSMITTEL mit hohem Gehalt an Eiweiß

Pflanzliches Eiweiß	Sojafleisch (Tofu)	Lammfleisch, mager
Bierhefe	Sojamehl	Leber
Bohnen, weiß	Weizen, Vollkorn	Putenbrustfilet
Brot, Vollkorn		Quark, mager
Erbsen	Tierisches Eiweiß	Rotbarsch
Erdnüsse	Dickmilch	Schinken, gekocht
Grieß	Ei	Schinkenschnitzel
Kidneybohnen	Garnelen	Schinken, roh
Knäckebrot	Hähnchenbrustfilet	Schnittkäse
Haferflocken	Hartkäse	Seelachs
Linsen	Harzer Käse	Tartar
Mandeln	Joghurt, natur	Thunfisch in Saft
Reis, Vollkorn	Kalbsschnitzel	Tintenfisch
Roggen, Vollkorn	Kefir	Trinkmilch, mager
Sojabohnen	Krabben	Wild, mager

Richtig kombinieren

Kombinieren Sie einfach Ihre Mahlzeiten aus Lebensmitteln mit einem günstigen GLYX und einem hohen Eiweißgehalt. Beispiele dazu finden Sie auf Seite 30 in diesem Ratgeber. Achten Sie aber bitte darauf, dass Sie nur magere Lebensmittel verwenden: zum Beispiel Käse mit möglichst geringem oder reduziertem Fettgehalt. Kaufen Sie im Zweifelsfall nur Lebensmittel, die die Nährwertangaben auf der Verpackung angeben. So erfahren Sie auch alles über den Kohlenhydrat-, Eiweiß- und Fettgehalt der jeweiligen Lebensmittel. Die Auswahl der Lebensmittel ist riesengroß, so dass Sie sicher auch leckere Alternativen mit guten Nährwerten finden. Wie wäre es zum Beispiel mal mit pflanzlichen Brotaufstrichen statt mit fetten Wurstsorten wie Tee- oder Leberwurst? Probieren Sie einfach mal etwas anderes aus und entdecken Sie so neue Gaumenfreuden.

GLYX-Eiweiß-Kombinationen machen schlank

Wenn Sie sich mit diesen optimalen GLYX-Eiweiß-Kombis ernähren, werden Sie feststellen, dass Sie so leichter abnehmen - und das ohne zu hungern. Diese Kombi-Mahlzeiten enthalten alle wichtigen Mikronährstoffe, die eine Gewichtsreduktion aktiv unterstützen. Die wertvollen Vitalstoffe und Biosubstanzen pushen nämlich sämtliche Stoffwechselfunktionen.

Die Detoxification

Zahlreiche Umweltgifte und Stoffwechselendprodukte belasten unseren Körper. So entstehen während des Verdauungsprozesses viele Säuren. Bei einer Überernährung oder mangelhafter Ernährungsweise entsteht ein Säureüberschuss, der im Bindegewebe eingelagert wird. Im Volksmund werden diese Säureablagerungen als Schlacken bezeichnet. Diese Schlacken blockieren die Stoffwechselfunktionen und behindern die Abwehrkräfte unseres Körpers. Wir werden anfälliger für Krankheiten, was sich zunächst in Unlust und anhaltende Müdigkeit zeigt. Wenn man nicht rechtzeitig dafür sorgt, dass diese Schlacken und Giftstoffe aus dem Körper entsorgt werden, können sich auch ernsthafte Krankheiten daraus entwickeln.

Toxine behindern den Stoffwechsel

Solche Schlacken und Giftstoffe, Toxine genannt, entstehen u.a. durch eine falsche Ernährungsweise, durch Rauchen, Medikamente, Alkohol, aber auch durch negative Umwelteinflüsse wie z.B. Umweltgifte, Abgase oder übermäßige UV-Strahlung, durch nicht ausgeheilte bakterielle oder virale Infekte und durch chronische Erkrankungen, wenn zum Beispiel wichtige Organe nicht ordentlich funktionieren. Diese Toxine behindern den gesamten Stoffwechsel, so auch den Fettstoffwechsel. Diese Toxine legen sich wie ein Panzer um die Fettzellen und verhindern so einen regulären Fettabbau, selbst wenn man fastet. Das ist auch der Grund dafür, warum Abnehmen so schwer ist. Viel schlimmer ist jedoch, dass gerade diese Toxine die Eigenschaft haben wie ein Fettmagnet zu wirken und die Fettzellen mit Fett vollpumpen.

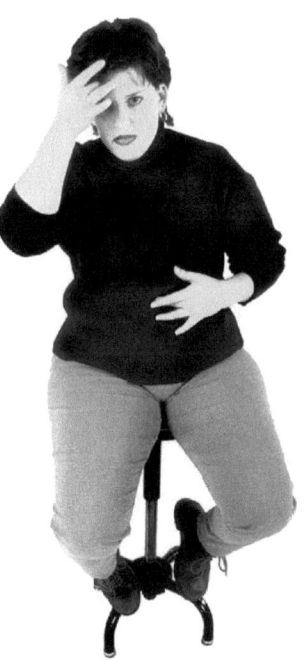

Unwohlsein, Müdigkeit und sogar verschiedene Krankheiten gehen eindeutig auf das Konto von einer zu starken Schlacken- bzw. Giftbelastung des Körpers.

35

Fastenkuren helfen nicht

Besonders interessant zu wissen ist, dass die sogenannten Frühjahrs-oder Fastenkuren nicht helfen, die Toxine auszuleiten. Eine solche Fastenkur löst und mobilisiert zwar die Stoffwechselschlacken, aber sie werden nicht wirklich aus dem Körper herausgeschwemmt. Stattdessen können sich die Schlacken im Körper weiter ausbreiten und in allen Organen festsetzen und so zu weiteren Störungen oder gar Erkrankungen führen. Nur eine richtige Entgiftungstherapie kann dieses Problem lösen.

Entgiftung ist wichtig

Eine Entgiftung, medizinisch als Detoxification bezeichnet, regt die Toxin-Ausscheidung über unsere Entgiftungsorgane Leber, Niere, Darm und das Lymphsystem an. An erster Stelle bei einer Detoxification steht eine verstärkte Flüssigkeitszufuhr durch stilles Wasser, um die Gifte regelrecht aus dem Körper auszuschwemmen. Den Entgiftungsprozess kann man schließlich erfolgreich durch eine ausgewogene, schadstoffarme Ernährung mit viel Obst und Gemüse unterstützen. Wichtig ist jedoch die Anregung der Entgiftungsorgane durch verschiedene Naturheilmittel. Hier helfen Pflanzenwirkstoffe und homöopathische Präparate, die speziell zur Entgiftung eingesetzt werden.

Wirkungsweise von Entgiftungstherapien

- **Anregung von Leber– und Nierenfunktion**

- **Entgiftung des Gewebes**

- **Ausleitung von Toxinen über Leber, Nieren, Darm, Haut**

- **Optimierung des Stoffwechsels**

- **Lösung von Stoffwechselblockaden**

- **Aktivierung des Immunsystems**

- **Steigerung einer Gewichtsreduktion**

Der Säure-Basen-Haushalt

Das moderne Leben voller Überfluss hat auch seine Schattenseiten: Erschöpfung, Müdigkeit, mangelnde Konzentrationsfähigkeit, Stress, Übergewicht und sämtliche Begleiterscheinungen. Die Ursache hiefür liegt auf der Hand: Überfluss bedeutet Übersättigung und Überlastung. Für unseren Körper bedeutet das, dass er mit Schlackenstoffen aus dem Nahrungsüberangebot regelrecht überflutet wird. Normalerweise kann der Körper solche Schlacken wieder ausleiten, aber bei einer Schlackenüberflutung ist das nicht mehr möglich. Es kommt zu einer sogenannten Übersäuerung: der Säure-Basen-Haushalt des Körpers gerät durcheinander.

Wie saurer Regen für den Körper

Der Körper kann nur in einem ganz bestimmten Säure-Basen-Verhältnis optimal arbeiten. Kommt dieses Verhältnis durcheinander, so wird der Stoffwechsel dadurch entsprechend negativ beeinflusst. Der Körper wird regelrecht sauer und reagiert ähnlich wie unsere Wälder durch den sauren Regen: im schlimmsten Falle kommen wichtige Organfunktionen zum Erliegen oder sterben sogar ganz ab. So werden wir ernsthaft krank.

Überfluss führt zum Mangel

Normalerweise kann unser Körper bei einer gesunden Lebensweise einen kurzfristigen Säureüberschuss durch vorhandene Mineralien abpuffern und ausgleichen. Wenn aber der Körper dauernd durch eine falsche Ernährungsweise mit Säuren regelrecht bombardiert wird, dann wird der Säureüberschuss im Bindegewebe eingelagert, um ihn zu einem späteren Zeitraum abzubauen. Wenn aber die Säurebelastung nun über eine lange Zeit andauert, greift der Körper auf seine Mineralreserven z.B. in den Knochen zurück, um die Säuren abzupuffern. Das hat schließlich einen Mineralstoffmangel mit den typischen Begleiterscheinungen zur Folge.

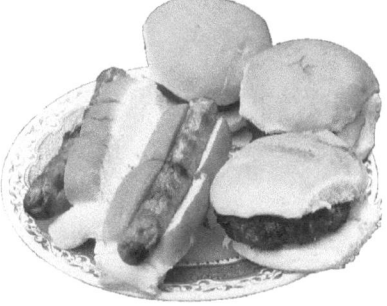

Eine falsche Ernährungsweise mit viel Fast-Food übersäuert auf Dauer unseren Organismus

Säuren lassen sich messen

Diese Säurebelastung im Körper lässt sich sogar messen. Sie können mit speziellen pH-Streifen aus der Apotheke Ihren aktuellen Säure-Basen-Status messen. Mit solchen Mess-Streifen können Sie den pH-Wert, den Säuregrad, Ihres Urins messen. Diese Streifen verfärben sich je nach Säuregrad, woran Sie den genauen pH-Wert feststellen können. Idealerweise liegt er im neutralen Säure-Basen-Gleichgewicht oder ist leicht basisch. Halten Sie einfach einen solchen pH-Streifen in Ihren Morgenurin und messen Sie so dessen Säuregrad. Wenn diese länger als drei Tage hintereinander im sauren Bereich liegt, zeigt dies an, dass Sie regelrecht sauer sind. Dann sollten Sie konsequent Ihre Ernährungsweise umstellen, um die überschüssigen Säuren und Schlacken auszuleiten.

Nahrung zum Entschlacken

Es gibt Lebensmittel, die Säuren und Basen im Körper bilden. Zu den typischen Säure bildenden Lebensmitteln gehören sämtliche Genussmittel wie Kaffee, Schokolade, Zucker, Alkohol, aber auch Fleisch, Eier oder Wurst. Geringe Säuremengen schaden dabei nicht, erst der Überschuss macht Probleme. Zu den Basen spendenden Lebensmitteln gehören Obst, Gemüse, Kartoffeln, Milch und Kräutertees. Diese sollten zum Entschlacken bevorzugt auf dem Speiseplan stehen.

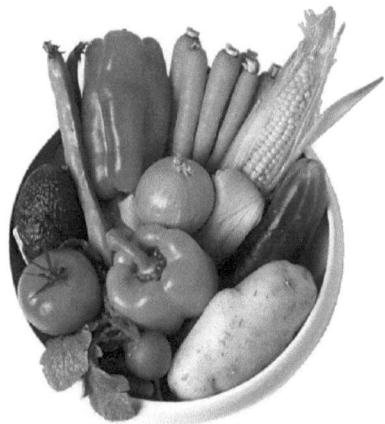

Auf einem gesunden Speiseplan sollte viel Obst und Gemüse stehen, um die Balance zwischen Säuren und Basen zu erhalten

Die richtige Balance

Eine gesunde und vor allem vitalisierende Ernährung sollte aus etwa vier Fünfteln basischer und maximal einem Fünftel säurebildender Kost bestehen. Damit kann das Säue-Basen-Gleichgewicht auf natürliche Weise in Balance gehalten werden. Eine geringe Menge säurebildender Lebensmittel schadet dabei unserem Organismus nicht, vor allem weil einige Lebensmittel davon wichtige Nährstoffe enthalten.

Die besten basischen Lebensmittel

Essen und trinken Sie einfach so viel wie möglich von den Lebensmitteln aus dieser Auflistung, um Ihren Körper auf natürliche Weise zu entsäuern und zu entgiften

Gemüse

Kohlsorten wie Weiß-, Rot-, Blumen- oder Rosenkohl, grünes Blattgemüse wie Spinat oder Mangold, Rote Bete, grüne Bohnen, Champignons, Broccoli, frische Erbsen, Fenchel, Gurken, Karotten, Kartoffeln, Kohlrabi, Lauch, Paprika, Pfifferlinge, Sauerkraut, Sellerie, Sojabohnen, Spargel, Steinpilze, Süßkartoffeln, Tomaten, Zucchini, Zuckerschoten, Zwiebeln, reine Gemüsebrühen, natürliche Gemüsesäfte ohne Zusätze

Obst

Äpfel, getrocknete und frische Aprikosen, Avocados, Brombeeren, Erdbeeren, Himbeeren, Johannisbeeren, Kürbis, Mandarinen, Mangos, Melonen, Papayas, Pflaumen, Pfirsiche, Trauben, Zitronen, natürliche Fruchtsäfte ohne Zusätze

Salate

Blattsalate, Chicorée, Oliven, Radieschen, Rettich, Brunnenkresse, Keimlinge und Sprossen, Rohkost aus frischem Gemüse, frische Kräuter, Sojaprodukte wie Tofu (hervorragend als Fleischersatz), Sojamehl oder Sojasprossen

Nüsse

Kürbiskerne, Leinsamen, Mandeln, Pinienkerne, Pistazien, Sesamkörner, Sonnenblumenkerne

Milchprodukte

Trinkmilch, süße Sahne, magere Milchprodukte wie Dickmilch, Kefir oder Buttermilch

Getränke

stilles Mineralwasser, Kräutertees, Zichorienkaffee (bitte keine Früchtetees, schwarzer Tee oder Kaffee)

Süßungsmittel

Ahorn-, Dattel- und Rübensirup

Sonstige Lebensmittel

Apfel- und Obstessig, Gewürze und Kräuter wie Dill, Knoblauch, Petersilie, Schnittlauch, Majoran, Oregano, Paprika oder Pfeffer

Säure verursacht Mineralstoffmangel

Durch falsche Ernährung, Bewegungsmangel und Stress wird der Körper übersäuert. Unser Blutkreislauf würde aber extrem empfindlich auf einen Säureüberschuss reagieren, überhaupt wäre Leben mit saurem Blut gar nicht möglich. Deshalb hat unser Körper ein eigenes Regelsystem, das überschüssige Säuren abpuffert und so neutralisiert. Dazu werden Mineralstoffe überall im Körper abgezogen: zum Beispiel Calcium aus Knochen und Gelenken oder Magnesium aus unseren Muskel- und Nervenzellen. Dadurch kann der Blutkreislauf zwar in einem stabilen Säuren-Basen-Verhältnis erhalten bleiben, aber unserem Körper gehen auf diese Weise wertvolle Mineralien verloren. Das spüren wir deutlich: Stress wird als Überbelastung empfunden, Knochen, Gelenke und Muskeln sind weniger belastbar und die Konzentrationsfähigkeit lässt nach. Unser Körper wird spürbar schwächer, auch eine gewünschte Gewichtsreduktion wird blockiert.

Nachhilfe zum Entgiften

Wenn eine Ausleitung der überschüssigen Säuren und Giftstoffe im Gewebe mit einer speziellen Basen-Ernährung nicht mehr ausreicht, so können Basenmedikamente den Entgiftungsprozess sehr erfolgreich unterstützen. Für diesen Fall gibt es eine große Anzahl an

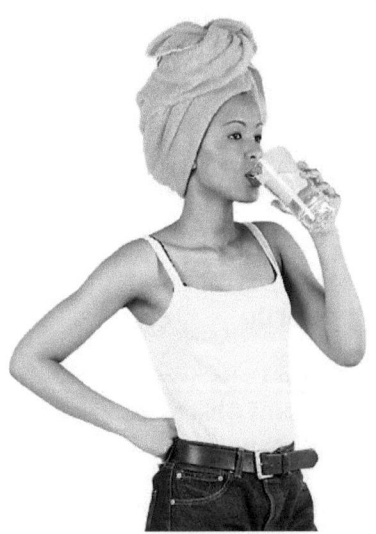

Stilles Mineralwasser ist die perfekte Lösung zum Entsäuern

Basenmitteln, die eine Säure-Basen-Regulation gezielt unterstützen und beschleunigen. Solche Präparate enthalten basische Mineralstoff-Kombinationen in ausgewogenen Verhältnissen. Durch die Einnahme solcher Basenpräparate wird der Körper spür- und messbar entlastet. Mit einem pH-Streifen, den ich ja bereits vorgestellt habe, lässt sich der Erfolg nachweisen. Wenn der Körper dann schließlich wieder in Balance ist, dann können sämtliche Stoffwechselvorgänge wieder normal ablaufen. Auch das Abnehmen fällt deutlich leichter.

40

Entsäuerungs-Programm

Wenn Sie Ihren Körper entsäuern möchten, dann sollten Sie für wenigstens zwei Wochen möglichst nur basenbildende Lebensmittel verzehren. Auf folgende Lebensmittel sollten Sie in dieser Zeit grundsätzlich verzichten:
• Kaffee
• Alkohol
• Zucker und stark zuckerhaltige Produkte
• tierische und gehärtete Fette
• fette Wurst- und Backwaren
• Weißmehlprodukte wie Brötchen oder Toastbrot

Viel trinken

Achten Sie unbedingt darauf, dass Sie während der Entsäuerung viel trinken, um die Schlackenstoffe und Gifte über die Nieren aus dem Körper ausspülen zu können. Ideal sind Mineralwasser ohne Kohlensäure und Kräutertees. Zusätzlich können Sie nach Dosierungsvorgabe Basenmittel einnehmen. Diese Mittel gibt es als Tabletten und in Pulverform in Apotheken und Drogerien. Lassen Sie sich dort einfach beraten, welches Mittel am besten für Sie geeignet ist. Manche Präparate enthalten auch gleich die pH-Mess-Streifen, womit Sie die Entsäuerung kontrollieren können. Ansonsten erhalten Sie diese in jeder Apotheke.

Die Entgiftungsorgane unterstützen

Nieren, Leber, Darm und auch die Haut tragen einen sehr wichtigen Teil zur Entsäuerung bei. Mit speziellen Mitteln kann man die Organfunktionen fördern und so eine Entsäuerung deutlich anregen. Bestimmte Heilpflanzen eignen sich besonders zur Unterstützung der sogenannten Entgiftungsorgane. Die einfachste Form der Zubereitung dieser Heilpflanzen ist der Teeaufguss. Solche Heilpflanzentees unterstützen die Entgiftung, kurbeln damit den Stoffwechsel an und helfen so beim Abnehmen. Aber Vorsicht: Diese Tees schwemmen nicht nur erfolgreich die Schlacken aus, sondern können bei übermäßigem Gebrauch auch wichtige Mineralien ausleiten. Deshalb sollten Sie zusätzlich pro Tag zwei Liter mineralstoffreiches Wasser ohne Kohlensäure trinken. Heilkräuter für die Teezubereitung erhalten Sie in Apotheken, Reformhäusern und Drogeriemärkten.

Wirksame Heilkräuter-Tees

Tee Nr. 1 Löwenzahn

Löwenzahnblätter und -wurzeln aktivieren mit ihren Bitterstoffen Niere und Blase. Dadurch werden Schlacken und Giftstoffe vermehrt ausgeschieden. Zusätzlich enthält Löwenzahntee viel Magnesium, was einen möglichen Mineralienverlust ausgleicht.

Anwendung: für 1 Tasse Tee 1 TL Löwenzahnkraut mit kaltem Wasser übergießen und zum Kochen bringen. Etwa 1 Minute kochen lassen, vom Herd nehmen und 10 Minuten ziehen lassen, danach abseihen. Täglich 4 Tassen davon trinken. Sie können auch die 4 Tassen insgesamt herstellen und in eine Teekanne geben. Bei Bedarf können Sie dann eine Tasse davon wieder erwärmen und trinken.

Tee Nr. 2 Brennnessel

Die Brennnessel liefert reichlich Biostoffe: Calcium, Kalium, Kieselsäure, Flavonoide und wertvolle Aminosäuren. Diese Stoffe kurbeln den Stoffwechsel an. Und viel Vitamin C lässt die Fettdepots schneller schmelzen.

Anwendung: Geben Sie 1/4 Liter kochendes Wasser auf 2 gehäufte TL Brennnesselkraut und lassen Sie den Tee 5 Minuten ziehen. Danach abseihen. 1 Tasse davon bereits vor dem Frühstück trinken, um den Stoffwechsel zu pushen. Den Rest über den Tag verteilt trinken.

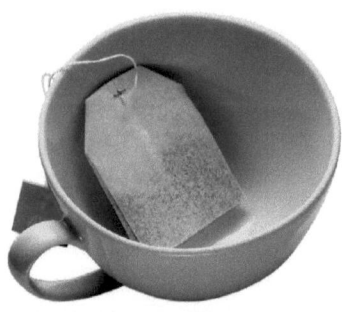

Ganz praktisch: Kräutermischungen im Teebeutel. Da gibt es viele Spezial-Mischungen für alle möglichen Anforderungen. Einfach nur noch mit heißem Wasser übergießen, ziehen lassen und die wohltuende Wirkung genießen.

Tee Nr. 3 Birkenblätter

Getrocknete Birkenblätter regen die Nierenfunktion an und sorgen so dafür, dass überflüssige Wasseransammlungen mit Schlackenstoffen ausgeschwemmt werden. Achten Sie aber darauf, dass Sie zusätzlich genügend Mineralwasser trinken.

Anwendung: Für 1 Tasse Tee 1 TL Birkenblätter-Tee mit kochendem Wasser übergießen, 10 Minuten ziehen lassen und abseihen. Eine Tasse vor dem Frühstück, weitere 3 Tassen über den Tag verteilt trinken.

Tee Nr. 4 Gänseblümchen

Getrocknete Gänseblümchen enthalten wertvolle Biostoffe, die den Stoffwechsel in Schwung bringen. Außerdem regt der Tee Leber und Galle an und hilft so beim Entgiften.

Anwendung: Für 1 Tasse 2 TL getrocknete Gänseblümchen mit kochendem Wasser übergießen, 10 Minuten ziehen lassen und abseihen. Pro Tag 2 bis 3 Tassen reichen, um den Stoffwechsel und die Entgiftung erfolgreich zu pushen.

Praktische Fertigmischungen

In Apotheken, Drogerien und Reformhäusern erhalten Sie auch sinnvolle Tee-Fertigmischungen, teilweise auch im praktischen Teebeutel. Solche Tees werden unter verschiedenen Bezeichnungen verkauft: zum Beispiel Blutreinigungstee, Fastentee oder Entschlackungstee. Achten Sie einfach auf die Zusammensetzung, besonders darauf, ob die vorgenannten Heilkräuter in diesen Mischungen enthalten sind. Bereiten Sie diese Fertig-Teemischungen dann einfach nach Anweisung zu.

Tabletten, Tropfen und Säfte

Für ganz Ungeduldige gibt es solche Heilkräuter auch als Tabletten- oder Tropfenzubereitung oder als Kräutersaft. Wenn Sie sich für diese einfache Form der Kräuterzubereitung entscheiden, sollten Sie die Flüssigkeitsmenge jedoch deutlich erhöhen, damit diese Extrakte und Konzentrate auch richtig wirken können. Denn, wie bereits gesagt, ohne Wasser funktioniert eine Entgiftung nicht, weil die Schadstoffe nicht ausgeschwemmt werden können. Solche Heilkräuter-Präparate erhalten Sie in Apotheken, Drogerien und Reformhäusern.

Entgiften mit homöopathischen Mitteln

Eine effektive Entgiftung kann auch mit homöopathischen Mitteln erzielt werden. Eine homöopatische Behandlung verbessert die Entgiftungsfunktionen von Leber, Niere, Darm und Lymphsystem und steigert somit die Ausscheidung von Toxinen. So werden auf natürliche Weise alle Stoffwechselfunktionen wieder ins Lot gebracht. Wirksame homöopathische Arzneimittel zur allgemeinen Entgiftung gibt es in Tropfen- und Tablettenform sowie als Globuli in jeder Apotheke. Lassen Sie sich dort einfach beraten.

Die Schlank-Pusher

Hier kommen sie nun, die wunderbaren Schlank-Pusher. Das Wort „push" stammt aus dem Englischen und bedeutet: ein Schubs, ein Anstoß, etwas anschieben, Dampf machen, sich ranhalten. Aber der Begriff ist auch längst im deutschen Sprachgebrauch geläufig: etwas pushen, einer Sache einen Push geben, etwas beschleunigen. Und kein Begriff kann die Wirkung der tollen Schlank-Pusher besser definieren als eben „push". Schlank-Pusher sind also Stoffe oder Mittel, die den Stoffwechsel pushen und ihm einen ordentlichen Schubs geben, ihn anstoßen, um letztlich ordentlich Dampf zu machen. Schlank-Pusher beschleunigen auf natürliche Weise eine angestrebte Gewichtsreduktion.

Mehr als Fatburner & Co

In letzter Zeit sind Begriffe wie Fatburner oder GLYX ganz stark in Mode gekommen. Fatburner sind Stoffe oder Substanzen, die die Fettverbrennung unterstützen sollen. Und der Begriff GLYX ist in diesem Ratgeber bereits ausreichend erklärt worden. Aber die Schlank-Pusher können noch viel mehr als Fatburner und Co: sie wirken rund um die komplette Problematik Gewichtsreduktion.

Eigenschaften der Schlank-Pusher

Schlank-Pusher...

- verbessern den Stoffwechsel
- steigern die Leistungskraft
- reduzieren die Kalorienaufnahme
- erhöhen den Kalorienumsatz
- mindern die Fettaufnahme
- fördern den Fettabbau
- hemmen die Zuckerverwertung
- wirken als Sattmacher
- bremsen Appetit und Heißhunger
- kontrollieren Dauerappetit und Naschsucht
- ersetzen typische Dickmacher

Schwachpunkte herausfinden

Es gibt für viele Problemfälle die passenden Schlank-Pusher. Sie müssen einfach nur einmal Ihr Essverhalten etwas genauer studieren, um Ihre typischen Schwächen besser kennenzulernen. Essen Sie zuviel bzw. zu große Portionen? Werden Sie nie richtig satt? Oder sind Sie eine ausgesprochene Naschkatze und essen viele Süßigkeiten und Knabbereien? Essen Sie viel zwischendurch oder gar dauernd? Und wann essen Sie eigentlich? Wie oft? Warum? Aus Lust? Frust? Studieren Sie einfach Ihr Essverhalten und finden Sie Ihre persönlichen Schwachstellen heraus. Gegen die wichtigsten Schwachpunkte gibt es nämlich wirksame Schlank-Pusher, die Ihnen helfen, Ihr Problem in den Griff zu bekommen.

Warnung

Es gibt auf dieser Welt kein Mittel, das Sie spielend einfach und schnell gertenschlank macht. Es gibt schon gar keine Pillen, die die Pfunde nur so purzeln lassen, selbst wenn Sie nichts an Ihren Essgewohnheiten ändern. Die billigen und verlogenen Anzeigen in Zeitungen und Zeitschriften werden immer dreister und versprechen Rekord-Gewichtsabnahmen in kürzester Zeit durch irgendwelche Wundermittelchen. Da wird das Fett im Körper einfach aufgelöst und ausgeschieden. 12 Kilo in fünf Tagen und mehr! Haben Sie sich eigentlich schon mal vorgestellt, dass man auf diese Weise eigentlich seine Kloschüssel sprengen würde? Diese Mengen sind doch unvorstellbar! Nur mal zum Nachdenken: ein Baby wiegt bei der Geburt durchschnittlich etwa drei Kilogramm. Und Sie sollen 12 Kilogramm in fünf Tagen verlieren? So viel wie vier Babys? Was würde Ihr Darm oder Schließmuskel wohl dazu sagen? Peng! Völlig durchgeknallt! (Bitte lachen Sie mich bei diesem Vergleich jetzt nicht aus! Da gibt es wohl noch wesentlich krassere Vorstellungen!)

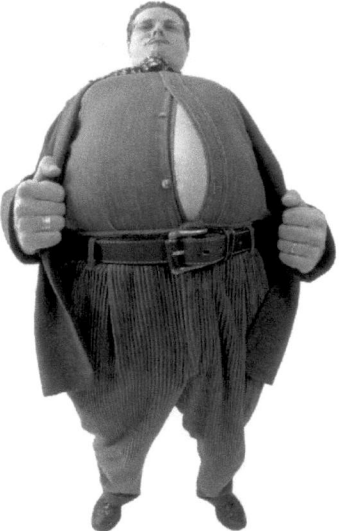

Bevor man aus den Nähten platzt, sollte man sein Leben grundlegend ändern!

45

So wirken die Schlank-Pusher

Es gibt eine Vielzahl von wirksamen Schlank-Pushern. Einige machen pappsatt. Andere bremsen den Appetit oder stoppen das Verlangen nach typischen Dickmachern. Und wieder andere greifen regulierend in den Stoffwechsel ein. Nur eines können sie garantiert nicht: Rekordgewichtsverluste herbei zaubern. Und etwas anderes sollen sie auch nicht: Nebenwirkungen haben. Natürlich, aber wirksam - das sind die Schlank-Pusher in diesem Ratgeber. Lesen Sie jetzt einfach die Informationen zu den einzelnen Schlank-Pushern und finden Sie anhand der Beschreibungen genau die richtigen für Ihre Schwachpunkte beim Abnehmen heraus.

Nr. 1 Psyllium

Wenn Sie das Gefühl haben, dass Sie eigentlich nie so richtig satt werden, dann ist Psyllium, bei uns besser als Flohsamen bekannt, ein sehr hilfreiches Mittel. In den USA ist Psyllium bzw. Flohsamen bereits ein Renner unter den natürlichen Schlankmachern. Dort greifen immer mehr Übergewichtige zu diesem natürlichen Sattmacher mit der überzeugenden Wirkung.

Ein Kraut gegen Gewichtsprobleme

Flohsamen ist ein einjähriges, aufrecht wachsendes, niedriges Kraut mit schmalen, länglichen Blättern. In den oberen Blattachseln stehen

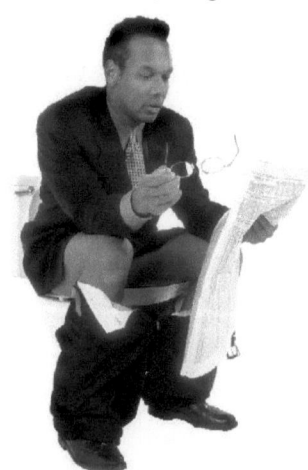

die Blütenzweige und bilden als Blütenstand eine Ähre. Medizinisch verwendet werden die Samen vom Flohsamen. Die Heimat des Flohsamen ist der Mittelmeerraum und Westasien. Kultiviert wird der Flohsamen in Kuba, Indien, Israel, Japan, Pakistan, Spanien, Südbrasilien und in Russland.

Schleim für die Figur

Psyllium enthält besonders in der Samenschale reichlich Schleimstoffe, die bei Kontakt mit Wasser stark quellen. Diese Schleimstoffe quellen bei

Flohsamen hilft auch, damit es auf der Toilette besser klappt

Einnahme mit ausreichend Wasser auf

und bewirken durch das vergrößerte Volumen eine Förderung der Darmtätigkeit sowie durch die stuhlerweichende Wirkung einen erleichterten Stuhlgang. Deshalb wird Psyllium vorwiegend als Verdauungshilfe bei Verstopfung oder Erkrankungen, bei denen ein weicher Stuhl erwünscht ist, wie z.B. Hämorrhoiden, Analfissuren u.a. eingesetzt. Die Wirkung tritt nach 12 bis 24 Stunden ein, der maximale Effekt wird erst nach einer Einnahme von 2 bis 3 Tagen erreicht.

Studien beweisen den Erfolg
Interessant ist jedoch, dass die Einnahme von Psyllium auch eine Gewichtsreduktion erfolgreich unterstützen kann. Russische Forscher stellten nämlich fest, dass die schwammartige Faser, Muzilago genannt, und bestimmte Polyphenole im Flohsamen für die Gewichtsreduktion verantwortlich sind. In Italien führten Wissenschaftler schließlich eine Studie durch. Hier erhielten extrem Übergewichtige jeweils vor den Mahlzeiten drei Gramm Psyllium in Wasser. Eine Kontrollgruppe erhielt kein Psyllium, musste sich aber beim Essen deutlich einschränken. Das Ergebnis der Studie war verblüffend: die Psyllium-Gruppe hatte deutlich mehr abgespeckt als die Kontrollgruppe.

Natürliche Wirkungsweise
Die Wirkungsweise ist eigentlich sehr einfach: Flohsamen quillt mit Wasser sehr stark auf und füllt dadurch den Magen. Man isst dadurch entsprechend weniger. Ähnlich wirken auch Sattmacher in Kapselform, die allerdings wesentlich teurer sind. Der Flohsamen hat aber noch weitere wichtige Wirkungen: der Quellschleim macht nicht nur satt, sondern schließt auch einen Teil der verzehrten Fette ein und mindert dadurch die Fettaufnahme aus der Nahrung. Außerdem wird auch die Zuckeraufnahme deutlich verlangsamt, was auch für Diabetiker recht interessant ist. Zudem schützt der Schleim die Darmschleimhaut und absorbiert Giftstoffe, die schließlich mit dem Stuhl ausgeschieden werden.

Einfache Anwendung
Von diesem Super-Schlankmacher profitieren Sie ganz einfach: nehmen Sie vor jeder Mahlzeit einen Teelöffel Flohsamen in einem Glas Wasser verrührt ein. Sie können aber auch den Flohsamen wie

Leinsamen in Ihr Müsli oder Ihren Joghurt mischen, auf Ihr Essen streuen oder zum Kochen verwenden. Eine tolle Alternative zum Flohsamen sind Fertigpulver aus der Apotheke (z.B. Mucofalk), die sofort löslich sind. Dieses Mittel nehme ich gegen meine schweren Darmprobleme und habe damit hervorragende Wirkungen erzielt. So habe ich einfach mal das Pulver etwas länger in meinem Orangensaft quellen lassen und hatte dadurch ein leckeres Orangendessert zum Löffeln. Danach war ich schon so pappsatt, dass ich kaum noch etwas essen wollte. Ich habe weiter experimentiert und festgestellt: das funktioniert auch in Milch oder Suppe. Das Pulver dickt so stark an, dass man die Milch als Dessert löffeln kann oder von einer normalen Suppe schon richtig satt wird. Ausprobieren und Experimentieren lohnt sich also!

Bewertung
Psyllium oder Flohsamen eignet sich als erstklassiger Sattmacher für alle Nimmersatts und Vielesser. Unbedingt ausprobieren! Allerdings müssen Sie, wenn Sie Quellstoffe wie Flohsamen nehmen, reichlich trinken. Mindestens zwei, besser drei Liter Wasser sollten es am Tag sein. Flohsamen und Fertigpulver aus Flohsamen erhalten Sie in jeder Apotheke. Zur Daueranwendung geeignet.

Nr. 2 Konjac

Die Konjac-Knolle stammt aus Südostasien und ist dort fester Bestandteil der asiatischen Lebensweise. Dort wird sie schon seit Jahrhunderten als Bindemittel in verschiedenen Lebensmitteln eingesetzt. So werden beispielsweise die berühmten Glasnudeln aus Konjacmehl hergestellt. Das Mehl der der Konjac-Knolle hat in Asien eine ähnlich wichtige Bedeutung in der Ernährung wie die Kartoffel bei uns.

Konzentrierte Wirkung
Konjacmehl ist leicht kaltwasserlöslich und kann ohne Aufkochen als Bindemittel, Verdickungsmittel oder als hochwertiger Ballaststoff verwendet werden. Es ist frei von verwertbaren Kohlenhydraten, vollkommen geschmacksneutral und kann vom menschlichen Organismus nicht verdaut und so kalorisch verwertet werden. Das Mehl hat eine

extrem hohe Quellfähigkeit und bildet ein Gel, das im Darm viel Feuchtigkeit bindet und damit die physiologische Darmbewegung fördert. Dabei ist nicht nur das Quellvermögen, sondern auch die Viskosität des erzeugten Schleimes von physiologischer Bedeutung. Ein Gramm Konjacmehl entspricht etwa einer Menge von 25-30 g unlöslicher Fasern wie zum Beispiel in Weizenkleie.

Erstklassiger Sattmacher

Konjacmehl sättigt sehr schnell. Schon kleinste Mengen führen im Magen zu einer spürbaren Volumenerhöhung des Speisebreis und damit zu einem mechanischen Druck auf die Magenwände, der vom Körper als Sättigungsgefühl empfunden wird, das schließlich auch lange anhält. Konjacmehl bildet im Magen und anschließend im Dünndarm sehr feste und stabile Gele, die bakteriell nicht abgebaut werden und damit zerkleinerte Nahrungsbestandteile fest einschließt. Diese Nahrungsbestandteile werden dann ebenfalls nicht mehr vollständig verwertet. Außerdem verzögert es während der Darmpassage die Aufnahme von Fetten und reduziert auch die Menge der aus der Nahrung aufgenommenen Kohlenhydrate. Konjacmehl ergänzt in perfekter Weise die in der heutigen Nahrung oft fehlenden löslichen Ballaststoffe. Damit wird die Verdauung normalisiert und regelmäßiger Stuhlgang gewährleistet. Durch die Stabilität des Konjacmehls während der Darmpassage wird eine dauerhafte Unterdrückung des Hungergefühls erreicht.

Sehr vielseitig einsetzbar

Konjacmehl erhält man in speziellen Asialäden und in speziellen Drogerien, die Lebensmittelrohstoffe vertreiben. In Apotheken erhält man Kapseln, die mit Konjacmehl gefüllt sind. Diese sind aber recht teuer und sicher nicht so vielseitig wie das reine Konjacmehl. Wie mit Psylliumpulver kann man mit Konjacmehl alle flüssigen Speisen kalt oder heiß andicken und daraus köstliche

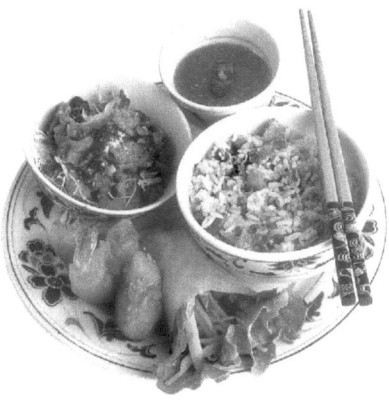

Konjacmehl ist das typische Bindemittel in der Chinesischen Küche

49

Cremespreisen herstellen. Bereits eine Messerspitze Pulver reicht, um eine Soße anzudicken. Auch hier lohnt sich das Ausprobieren und Experimentieren.

Bewertung
Konjacmehl ist sehr ergiebig und macht schnell pappsatt. Zudem regt es die Verdauung an und es erleichtert den Stuhlgang. Wer vom Konjacmehl profitieren möchte, sollte seine Flüssigkeitszufuhr deutlich erhöhen. Mindestens zwei, besser drei Liter am Tag. Zur Daueranwendung geeignet. Sehr zu empfehlen!

Nr. 3 Garcinia

Garcinia ist ein indisches Kürbisgewächs, das einen hohen Anteil an besonderen Fruchtsäuren enthält. Diese behindern die Einlagerung von Nahrungsfetten in die entsprechenden Speicherzellen. Und wenn diese Fettspeicherzellen keinen oder weniger Nachschub erhalten, dann geben sie das bereits gespeicherte Fett kontinuierlich ab. So können auf relativ einfache Weise die Fettzellen abgemagert werden. Allerdings ist Garcinia wegen seiner Wirkung noch lange kein Freibrief für fettige Gaumenfreuden.

Altes ayurvedisches Diätmittel
Der indische Kürbis Garcinia cambogia ist auch Hauptbestandteil des Currygewürzes, einer Mischung aus bis zu 50 verschiedenen Einzel-Gewürzen. Indischer Kürbis bzw. Garcinia wird in Südindien großflächig angebaut und bildet die Basis für diese Gewürzkombination. Bereits seit Jahrhunderten wird Garcinia als Gewürzbestandteil und Nahrungsmittel verwendet. Ayurvedische Heiler setzen diese Frucht seit altersher als Verdauungshilfe und natürlichen Appetitzügler ein.

Fruchtsäure als Wirkstoff
Garcinia enthält eine ganz besondere Fruchtsäure: die Hydroxycitronensäure, kurz HCA genannt. HCA ist ein Wirkstoff mit einer herausragenden Wirkung: Mit Hilfe von HCA werden überschüssige Zuckerstoffe aus der Nahrung im Körper sofort in Energie umgesetzt. Normalerweise werden Zuckerüberschüsse in Fett umgewandelt und gespeichert. Durch die Einnahme von HCA wird nun die

Fetteinlagerung aus Zuckerüberschüssen eingeschränkt und so der Fettabbau angeregt. Dieser Wirkstoff eignet sich also bestens für Naschkatzen, die ihren süßen Leckereien nicht widerstehen können. Außerdem hemmt Garcinia auch den Appetit, in erster Linie den Heißhunger auf Süßes. Wen also regelmäßig süße Heißhungerattacken überkommen, der sollte Garcinia auf jeden Fall einmal probieren.

Senkung der Fettproduktion
HCA ist auch ein sogenannter "Lipogenese-Hemmer", verlangsamt im Stoffwechsel die übliche Fetterzeugung von Kohlehydraten und Proteinen. Wenn wir mehr Kalorien aufnehmen als wir verbrennen, dann speichern wir normalerweise den Überschuss als Glykogen in der Leber und in den Muskeln. Je nach Bedarf wird dieses Glykogen später aus den Speichern als Energielieferant wieder freigesetzt. Wenn allerdings diese Speicher bereits randvoll mit Glykogen gefüllt sind, dann werden überschüssige Kalorien einfach in Fett umgewandelt und gespeichert. Zudem sendet unser Gehirn Signale aus, dass wir für Nachschub sorgen sollen: der kleine Hunger meldet sich und quält uns so lange, bis wir diesem Gefühl nachgeben. Durch Garcinia wird dieser Ablauf unterbunden und es fällt uns wesentlich leichter, auf Süßigkeiten zu verzichten. Außerdem fördert Garcinia das Sättigungsgefühl.

Bewertung
Garcinia ist ein sehr empfehlenswerter Schlank-Pusher für alle süßen Schleckermäulchen mit großem Appetit. Es hilft nämlich sehr gut dabei, den Süßigkeits-Attacken zu widerstehen bzw. deutlich weniger zu naschen. Es gibt verschiedene Garcinia-Präparate in Kapselform in unterschiedlicher Dosierung in Apotheken oder in Reformhäusern zu kaufen. Für die richtige Anwendung und Dosierung beachten Sie bitte den Beipackzettel des jeweiligen Produkts. Garcinia ist für eine Daueranwendung geeignet.

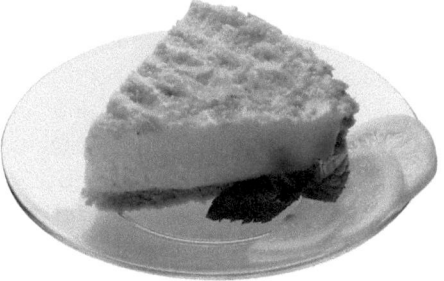

Garcinia-Präparate helfen dabei, den Heißhunger auf süße Leckereien zu bremsen, um so Kalorien zu sparen

51

Nr. 4 Topinambur

Die wohlschmeckende Knolle der Topinambur-Pflanze (Helianthus tuberosus) ist als sättigendes Nahrungsmittel fast in Vergessenheit geraten. Die Pflanze, die zur Gattung der Sonnenblumen zählt, war bereits bei den alten Indianern bekannt und kam im Mittelalter nach Europa. Wegen ihres stark sättigenden Effektes konnten sogar viele Menschen im Dreißigjährigen Krieg dank der kartoffelähnlichen Knolle überleben. Bis Mitte des 18. Jahrhunderts waren Topinamburen bei uns Grundnahrungsmittel. Später wurden sie von den kalorienreicheren Kartoffeln verdrängt. Momentan erlebt jedoch die Topinambur-Pflanze bei uns eine Art Wiedergeburt. Vor allem die Naturmedizin hat die wunderbare Knolle als Heilmittel gegen aktuelle Gesundheitsprobleme entdeckt: gegen Übergewicht und Diabetes.

Verhindert Heißhunger-Attacken

Die Topinambur ist nämlich sehr kalorienarm und hat einen lang anhaltenden Sättigungs-Effekt, verhindert dadurch gefährliche Heißhunger-Attacken mit den typisch starken Insulinschwankungen. Jahrelange Überernährung führt zudem dazu, dass die Bauchspeicheldrüse, die ja das Insulin produziert, nicht mehr richtig reagiert bzw. funktioniert. Topinamburen liefern nur eine geringe Menge an verdaulichen Kohlenhydraten. Schon nach kurzer Zeit melden sie Signale an die Sättigungs-Nervenzentren: ich bin satt. Dadurch bleibt der Blutzuckerspiegel unverändert und der Körper wird wieder an niedrigere Insulinspiegel gewöhnt. Und genau das verhindert das durch Insulinschwankungen ausgelöste starke Hungergefühl.

Stärkt die Darmflora

Das wichtigste Kohlenhydrat in der Topinambur-Knolle ist das Inulin, das nicht verdaut werden kann. Die großen Mengen Inulin in der Knolle wirken als Ballaststoff und quellen im Magen- und Darm-Trakt auf. Dadurch entsteht ein angenehmes Sättigungsgefühl. Zudem hat das Inulin hervorragende prebiotische Eigenschaften und fördert bzw. stärkt eine gesunde Darmflora. Inulin ist sozusagen Nahrung für die gesunden Darmbakterien. Von diesen positiven Darmbakterien wird das Inulin dann zu kurzkettigen Fettsäuren abgebaut. Das wieder fördert den Stuhlgang. Damit wird auch ein wertvoller und wesentlicher Beitrag zur Stärkung der körpereigenen Immunkraft geleistet.

Bequem und wirksam

Wer abnehmen oder seinen Blutzuckerspiegel positiv beeinflussen will und wer seine Darmflora verbessern möchte, der sollte unbedingt einmal eine Kur mit Topinambur durchführen. Topinamburen erhält man in Lebensmittelgeschäften mit einer guten Obst- und Gemüseabteilung. Zubereitet werden die Knollen schließlich wie Kartoffeln. Da man aber nicht täglich Topinamburen verzehren möchte, bietet die Naturmedizin hervorragende Alternativen: In Apotheken, Drogerien und Reformhäusern gibt es Topinambur Kautabletten.

Diese Kautabletten werden meist mit Fruchtpulver hergestellt und schmecken in der Regel angenehm und werden vor einer Mahlzeit verzehrt. Das sättigt schnell und angenehm, so dass die nachfolgende Mahlzeit deutlich geringer ausfallen kann. Diese Kautabletten sind sehr praktisch, da man sie überall hin mitnehmen und vor einer Mahlzeit nehmen kann. Ideal im Büro, im Restaurant oder auf Reisen. Darüberhinaus gibt es auch spezielle Inulindrinks, die sogar eine ganze Mahlzeit ersetzen können. Auch homöopathische Zubereitungen werden in Apotheken angeboten. Die Vielfalt an Topinambur-Präparaten ist so groß, dass man auf jeden Fall das richtige für den persönlichen Bedarf findet.

Bewertung

Für welches Topinambur-Produkt man sich auch entscheidet, es lohnt sich auf jeden Fall, diese Wunderknolle einmal auszuprobieren. Topinambur macht auf natürliche Weise satt, verringert so den Appetit und erleichtert damit das Abnehmen. Da die Topinambur-Knolle ja eigentlich ein Grundnahrungsmittel ist, gibt es auch bei regelmäßigem Verzehr keine Nebenwirkungen. Deshalb ist Topinamur auch zur dauerhaften Verwendung sehr gut geeignet.

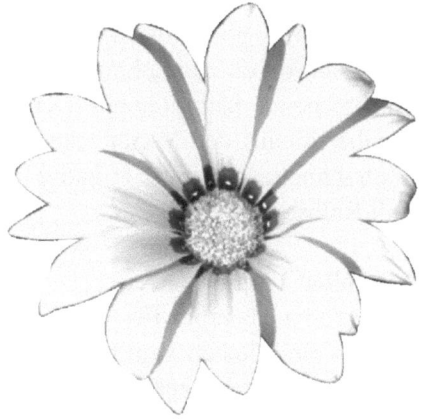

Die Topinambur-Pflanze ähnelt einer Sonnenblume. Die unterirdischen Knollen dieser Pflanze werden wie Kartoffeln zubereitet und verzehrt. Zum Abnehmen gibt es auch Kautabletten mit Topinambur-Pulver.

Nr. 5 Rooibos-Vanille

Kürzlich machte ich eine erstaunliche Entdeckung. Zum Frühstück trinke ich gerne Tee und wechsele auch mal die Teesorten. Mal trinke ich Grünen Tee, mal Mate, mal eine fruchtige Teesorte. Und so habe ich im Winter mal einen sehr aromatischen Rooibos-Tee mit Vanille-Aroma probiert. Der Tee duftet und schmeckt sehr intensiv nach Vanille. Und jedesmal, wenn ich diesen Tee getrunken habe, ist mir glatt der Appetit vergangen, weil ich mich vom Tee so satt fühlte. Irgendwann probierte auch eine Kollegin diesen sehr wohlschmecken-den Tee zum Frühstück. Und siehe da: auch sie wurde durch den Tee so pappsatt, dass sie ihr Frühstück nicht aufessen konnte. Mittlerweile trinke ich diesen wirklich leckeren Tee öfter, und zwar immer dann, wenn ich Lust auf Süßes habe. Der Tee ist tatsächlich ein hervorra-gender Süßigkeiten-Ersatz. Auf Schokolade & Co kann man mit seiner Hilfe locker verzichten.

Vanille gegen Schoko-Heißhunger

Der Grund für diese herausragende Wirkung von Rooibos-Vanille ist relativ einfach erklärt: Durch das warm-intensive Vanille-Aroma wird unser vegetatives Nervensystem so stark beeinflusst, dass sich im Gehirn eine Art Vanille-Sättigung einstellt. Dadurch stoppt unser Gehirn automatisch das Verlangen nach Süßigkeiten. Diese Wirkung erzielt man übrigens auch, wenn man Vanille-Duft riecht. Da das Riechzentrum ebenfalls an das vegetative Nervensystem gekoppelt ist, stellt sich durch das Schnuppern an Vanille-Aroma automatisch eine entsprechende Sättigung ein. Der Rooibos-Tee mit Vanille-Aroma hat darüber hinaus den Vorteil, dass er zusätzlich den Magen füllt, was noch schneller zu einer Sättigung bzw. Befriedigung führt. Und das bei null Kalorien!

Ein toller Tipp

Die Aroma-Therapie für Naschkatzen ist ganz einfach: Pieksen Sie einfach ein Tütchen Vanillinzucker vorsichtig an und legen Sie dieses auf die warme Heizung. Ein herrliches Vanille-Aroma wird sich im Raum verbreiten, wird Sie angenehm betören und seine wunderbare Wirkung entfalten. Im Sommer sollten Sie einfach ein Tütchen Vanillin-Zucker zum Schnuppern bei sich tragen und hin und wieder mal daran schnuppern.

Bewertung

Ich kenne inzwischen viele Naschkatzen, die anstelle von Schokolade & Co zu futtern jetzt Rooibos-Vanille-Tee trinken. Mein Tipp hat sich wie ein Lauffeuer herumgesprochen. Und dabei sind schon etliche süßen Pfunde gepurzelt. Ausprobieren lohnt sich also auf jeden Fall. Rooibos-Tee mit Vanille-Aroma gibt es lose oder im Teebeutel überall dort zu kaufen, wo man eben Tee kaufen kann. Lassen auch Sie sich von dieser wunderbaren Aroma-Wirkung verzaubern und erleben Sie, wie die Schoko-Pfunde purzeln und Ihr Wohlbefinden wächst.

Nr. 6 Herba Galegae

Noch ein wirksames Teekraut: Herba Galegae, die Geißraute. Das Kraut wächst als 50-90 Zentimeter hohe Staude auf feuchten Wiesen in Südeuropa und in Vorderasien, wird aber auch zunehmend für medizinische Zwecke angebaut. Das Geißrautenkraut enthält als Hauptwirkstoff das Galegin, wie auch der lateinische Name Galegae schon bezeichnet. Galegin ist das erste Glukokinin, das aus einer Pflanze isoliert werden konnte. Es hat einen Insulin sparenden Effekt und bewirkt über den Nervus Vagus eine anhaltende Blutzuckersenkung sowie eine Verminderung der Harnzuckerausscheidung.

Dämpft den Appetit

Die Bitterstoffe in der Heilpflanze dämpfen auf natürliche Weise das Hungergefühl und aktivieren darüber hinaus den Stoffwechsel und die Verdauung. Geißraute erhalten Sie in Apotheken als Teekraut zur Zubereitung eines Teeaufgusses. Nehmen Sie pro Tasse 1 gehäuften Teelöffel Geißrautenkraut und übergießen sie es mit heißem Wasser. Etwa 5 Minuten ziehen lassen und in kleinen Schlucken trinken. Ärzte empfehlen, die erste Tasse bereits morgens vor dem Frühstück zu trinken, danach jeweils eine Tasse vor den Mahlzeiten. Den Geißrautentee gibt es in Apotheken auch in Kapselform. Die Kapseln sind zwar bequem für unterwegs oder im Büro, aber leider viel zu teuer!

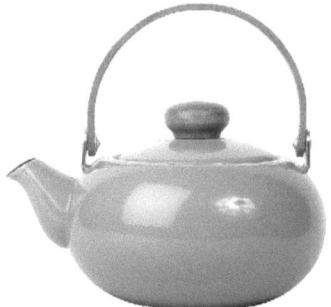

Teeaufgüsse aus den verschiedensten Kräutern gehören in der Naturmedizin zum Standard

55

Berwertung

Wenn Sie ohnehin gerne Tee trinken, dann bereiten Sie sich doch einen wohlschmeckenden Kräutertee zu: Mischen Sie einfach Ihren Lieblingstee, vielleicht Rooibos-Vanille, mit der entsprechenden Menge Geißrautenkraut und trinken Sie diesen Tee über den Tag verteilt. Aufgrund seiner Blutzucker senkenden Wirkung dämpft der Tee wirksam Heißhungergefühle, besonders auf süße Naschereien. Mit Rooibos-Vanille gemixt ergibt sich sogar ein super-leckerer Appetitzügler. Probieren lohnt sich.

Nr. 7 Artischocke

Artischocken waren schon im alten Ägypten als Nähr- und Diätpflanze bekannt. Plinius beschrieb sie schon als Nahrung der Reichen. Im Mittelalter wurde dann die Heilwirkung der Blätter bekannt und gezielt gegen Leberunterfunktion, Gallenstörung und zur Regenerierung der Verdauungsorgane eingesetzt. Die Blätter regenerieren die Leberzellen und fördern die Fettverdauung. Sie wirken lindernd bei Leberschwellung und Gelbsucht, fördern die entgiftende Arbeit der Leber und können sogar Gallensteine verhindern, da der Gallenfluss gesteigert wird. Das bewirkt, dass der Cholesterinspiegel gesenkt und das Blut gereinigt wird.

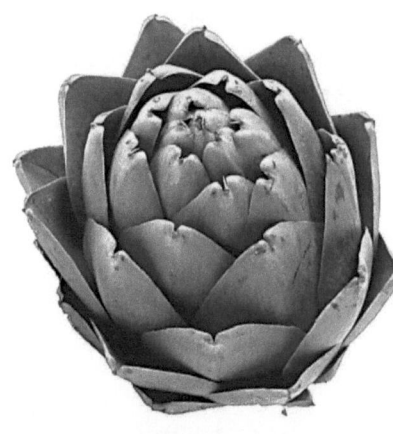

Artischocken sind schon seit Urzeiten bekannt für Ihre verdauungsfördernde Wirkung. Ob als Gemüse oder als Pille: Artischocke hilft zuverlässig.

Die Anwendung

Von der Artischocke, die botanisch als Cynara scolymus bezeichnet wird, werden die Blätter, die Wurzeln und vereinzelt auch die Blütenknospen oder ein Presssaft aus den frischen Pflanzenteilen verwendet. In den geläufigen Arzneimitteln sind aber am häufigsten Trockenextrakte aus den frischen Artischockenblättern enthalten. Die Anwendung der Artischocke erfolgt allgemein bei bestimmten Verdauungsbeschwerden mit Blähungen besonders dann, wenn diesen eine Störung des ableitenden Gallensystems zu Grunde liegt. Zudem wird die Artischocke traditionell zur Unterstützung der Verdauung eingesetzt. In der Volksmedizin ist auch die vorbeugende Anwendung als Leberschutzmittel gebräuchlich.

Der Wirkungsmechanismus
In den Artischockenblättern und -wurzeln sind Bitterstoffe enthalten, von denen die Substanz Cynarin am bedeutsamsten ist. Cynarin steigert die Gallenabsonderung und hat auf die Leberzellen eine schützende Wirkung. Zusätzlich hat Cynarin eine positive Wirkung auf den Fettstoffwechsel und führt zu einer Senkung der Blutfette. Hoch dosierte Artischockenextrakte können auch ein gestörtes Leber-Galle-System wieder in die Balance bringen. Bei Symptomen wie Völlegefühl, Übelkeit, Verstopfung oder Bauchschmerzen bildet der Körper nämlich in der Regel zu wenig Gallensaft, der aber unverzichtbar für eine geregelte Fettverarbeitung ist. Folge von zu wenig Gallensaft ist ein Ansteigen der Blutfette Cholesterin und Triglyzeride, die wiederum zu Arterienverkalkung und ernsthaften Herz-Kreislauf-Erkrankungen führen können. Und genau hier setzt die Wirkung der Artischocke ein: Sie senkt den Cholesterinspiegel und schützt Blutgefäße und Leberzellen. Die für diese Wirkung notwendigen Wirkstoffe Cynarosid und Luteolin befinden sich nach neuesten wissenschaftlichen Untersuchungen aber weniger in den frischen Artischockenherzen als in den Grundblättern der Pflanze.

Beurteilung
Eigentlich ist die Artischocke kein direktes Mittel zum Abnehmen. Artischocken-Extrakt hilft aber, rechtzeitig vor einer Mahlzeit eingenommen, Fette aus der Nahrung besser zu verdauen. Das ist besonders dann wichtig und hilfreich, wenn man mal etwas üppiger essen sollte, zum Beispiel im Restaurant oder auf einer Feier. Dann leistet die Artischocke hervorragende Dienste bei der Fettverdauung. Allerdings ist die Artischocke kein Freibrief für fettreiches Essen. Das sollte wirklich nur eine Ausnahme sein. In Apotheken, Drogerien und Reformhäusern sind viele verschiedene Präparate in unterschiedlichen Dosierungen erhältlich: Kapseln, Dragees, Brausetabletten und Saft. Für eine korrekte Anwendung sollten Sie deshalb immer den Beipackzettel lesen.

Nr. 8 Löwenzahn

Jedes Kind kennt den Löwenzahn mit seinen lustigen Pusteblumen. Auf fast allen Wiesen ist er anzutreffen, doch nur wenige Menschen kennen heute noch seine positiven Eigenschaften als Heil- und Küchenpflanze. Sein botanischer Name ist Taraxacum officinale. Schon unsere Vorfahren nutzten den wohlschmeckenden Löwenzahn bei chronischen Gelenkerkrankungen, schweren Hautleiden, rheumatischen Beschwerden, Nierenproblemen, Leber- und Galleleiden und Wassersucht. Für die Heilanwendung verwendet man Blätter, Blüten und Wurzeln des Löwenzahns. Zu seinen Wirkstoffen gehören Bitterstoffe, Vitamine, Mineralstoffe, Cholin und Inulin.

Ideale Frühjahrskur

Wie viele Frühlingspflanzen hat der Löwenzahn eine ausgeprägte blutreinigende Kraft und eignet sich daher vorzüglich zu einer Frühjahrskur. Er regt nämlich sämtliche Verdauungsorgane sowie Niere und Blase an, wodurch alte Schlacken und Giftstoffe ausgeschieden werden. Außerdem unterstützt Löwenzahn, ähnlich wie die Artischocke, unsere Fettverdauung und hilft so Fette besser abzubauen. Besonders beliebt ist ein sogenannter Blutreinigungstee mit Löwenzahn, der über einen längeren Zeitraum getrunken wird. In Apotheken, Drogerien und Reformhäusern erhält man das notwendige Löwenzahnkraut für einen Teeaufguss. Wer es gerne etwas bequemer möchte, der kann auch Löwenzahn-Tabletten oder Löwenzahn-Saft nehmen.

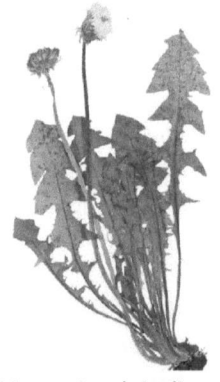

Löwenzahn wird seit Urzeiten schon erfolgreich zur Frühjahrskur eingesetzt

Beurteilung

In erster Linie eignet sich Löwenzahn als wirksamer Begleiter beim Abnehmen, weil er mit seinen Inhaltsstoffen den Stoffwechsel ordentlich ankurbelt. Ob Tee, Tabletten oder Saft - Löwenzahn wirkt wie ein Hausputz von innen. Nach einer Löwenzahnkur fühlt man sich deutlich erleichtert, die Haut wirkt strahlend und rein und die Pfunde purzeln wesentlich leichter. Weitere interessante Informationen zum Löwenzahn finden Sie auch im Kapitel „Die Detoxification" in diesem Ratgeber.

Nr. 9 Pfefferminze

Der Geheim-Tipp unter den superschlanken Models ist Pfefferminz. Sie putzen sich häufiger die Zähne mit einer Mint-Zahncreme, lutschen Pfefferminz-Drops und trinken Pfefferminztee, um ihre schlanke Figur zu halten. Allerdings macht Pfefferminz nicht selbst schlank, obwohl die Pfefferminze als Heilkraut tatsächlich verdauungsfördernde Eigenschaften hat. Vielmehr ist es der Minzgeschmack, der dabei hilft, nicht unnötig zu naschen oder zu essen. Denn das einzigartige Pfefferminz-Aroma verringert automatisch die Lust auf Naschereien oder Essen. Der Geschmack passt weder zu süßen, pikanten oder sauren Speisen. Wenn man also Pfefferminzgeschmack im Mund hat, verzichtet man lieber auf Pizza, Torte oder andere Sünden, weil es nicht mehr schmeckt.

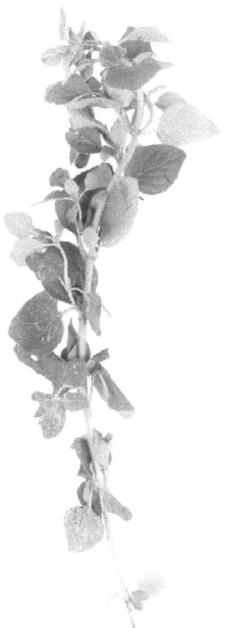

Pfefferminze–Stiel

Bewertung

Tatsächlich ist dies ein wirksamer Trick, seinen Appetit auf Naschen zu überlisten. Oder können Sie sich vorstellen, nach dem Zähneputzen mit dem Pfefferminzgeschmack im Mund eine deftige Mahlzeit zu verzehren? Pfui, werden Sie jetzt denken, das schmeckt dann doch eklig. Und so funktioniert auch der Pfefferminz-Trick. Ob Zähneputzen, Kaugummi kauen oder Bonbons lutschen, probieren Sie es einfach mal aus. Aber achten Sie bei Bonbons bitte darauf, dass sie keinen Zucker enthalten. Und lutschen sie bitte nicht so viele davon, dass sich die Kalorien aus den Bonbons auf ihren Hüften niederschlagen. Außerdem wirken zuckerfreie Bonbons bei übermäßigem Verzehr leicht abführend.

Nr. 10 Johanniskraut

Bisher ist Johanniskraut als gut verträgliches pflanzliches Antidepressivum bekannt. Tee aus Johanniskraut oder hochdosierte Pillen mit Johanniskraut-Extrakt werden in der Naturheilunde erfolgreich zur Aufhellung der Stimmung eingesetzt. Wissenschaftler haben aber jetzt eine ganz neue Anwendungsmöglichkeit für Johanniskraut entdeckt. Der hochdosierte Extrakt unterstützt nämlich sehr wirksam eine Gewichtsreduktion.

Abnehmen ohne Frust

Johanniskraut bekämpft dabei nicht direkt die Ursachen des Übergewichts, sondern unterstützt beim Abnehmen erfolgreich die Phase der Kalorienreduktion. Bekannt ist sicher allen Diät-Geschädigten, dass eine deutliche Kalorieneinschränkung auf Dauer zu Frustrationen oder gar depressiven Verstimmungen führt. Durch den Entzug der Kalorienzufuhr wird dem Körper nämlich auch eine Art der Belohnung entzogen. Essen dient ja nicht alleine zur reinen Lebenserhaltung, sondern auch der Befriedigung wichtiger Gefühle. Wenn diese Befriedigung jedoch längere Zeit ausbleibt, dann reagiert unser Körper eben mit typischen Entzugserscheinungen: man wird misslaunisch oder depressiv.

Ein perfektes Durchhaltemittel

In der Phase der Kalorienreduktion hilft nun Johanniskraut sehr zuverlässig, mögliche Entzugserscheinungen wie Depressionen zu verhindern. Johanniskraut wirkt stark stimmungsaufhellend und vermeidet so die typischen Frustrationen beim Abnehmen. Man hält die Kalorienreduktion während einer Diät wesentlich besser durch. Und dabei ist Johanniskraut ausgezeichnet verträglich, ohne die Nebenwirkungen von vergleichbaren chemischen Präparaten aufzuweisen.

Bewertung

Johanniskraut ist tatsächlich eine wichtige Unterstützung beim Kampf gegen die Pfunde. Der Stress durch das Abnehmen wird deutlich gemindert. Allerdings braucht Johanniskraut etwa zwei bis drei Wochen, um im Körper seine volle Wirksamkeit aufzubauen. Deshalb sollten Sie es bereits einige Wochen nehmen, bevor Sie mit dem Abnehmen beginnen. Hochdosierte Präparate mit Johanniskraut-Extrakten erhält man in Apotheken, Drogerien und Reformhäusern. Für die richtige Dosierung, die Wirkungsweise und die möglichen Nebenwirkungen beachten Sie bitte den Beipackzettel des jeweiligen Präparates.

Nr. 11 Zimt

Das typische Weihnachtsgewürz hat es wirklich in sich. Wissenschaftler des Forschungszentrums für Landwirtschaft und Ernährung im amerikanischen Beltsville haben nämlich herausgefunden, dass Zimt den Blutzuckerspiegel beachtlich senken kann. Dieses Gewürz enthält nämlich den Wirkstoff MHCP (Methylhydroxy-Chalcone-Polymer), der in Laboruntersuchungen eine ähnliche Wirkung zeigte wie das Insulin: Es verstärkt die Aufnahme von Glucose in die Zellen. Dieser Wirkmechanismus ist besonders für Diabetiker des Typs 2 von besonderer Bedeutung. In einem Versuch mit 60 Testpersonen mit Typ-2-Diabetes wiesen jene Personen, die täglich Zimt zu sich nahmen, nach 40 Tagen bis zu 20 Prozent niedrigere Blutzuckerwerte auf als die Kontrollgruppe

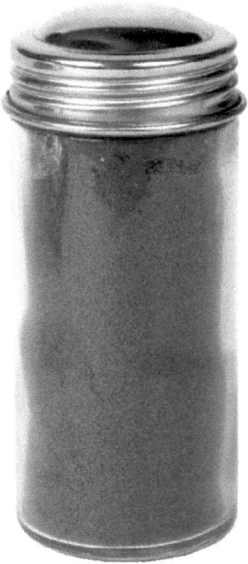

Zimtpulver eignet sich zum Verfeinern von typischen Süßspeisen

ohne Zimt. Während der Einnahmephase waren die Testpersonen sogar frei von typischen Krankheitssymptomen des Diabetes-Typs 2. Experten empfehlen Zuckerkranken daher, ihre Nahrungsmittel täglich mit etwa fünf Gramm Zimt zu verfeinern.

Besonders geeignet für Naschkatzen

Nicht nur Diabetiker profitieren von der regelmäßigen Einnahme von Zimtgewürz, sondern auch Naschkatzen. Einerseits steigt der Blutzuckerspiegel durch Naschereien durch eine entsprechende Zimtzugabe nicht so stark an, andererseits mindert das liebliche Gewürz das Verlangen nach Süßigkeiten. So werden auch typische Heißhungerattacken nach zuviel Süßigkeiten vermieden.

Bewertung

Zimt ist sicher nicht jedermanns Geschmack. Wer aber dieses Gewürz mag, der sollte seine Nahrungsmittel damit reichlich abschmecken. Als Tagesdosis reicht etwa ein Teelöffel Zimtpulver. Damit kann man viele Süßspeisen verfeinern, aber auch Tee oder Milchgetränke köstlich abschmecken. Ausprobieren lohnt sich!

Nr. 12 Grapefruit

Meine Oma verzehrte schon regelmäßig die bittersüßen Grapefruits, um ihren Alterszucker positiv zu beeinflussen. Heute ist wissenschaftlich erwiesen, dass diese Früchte eine positive Wirkung auf den Stoffwechsel haben. So können Grapefruits beim Abnehmen helfen. Eine Studie der Scripps-Klinik in San Diego zeigte, dass die Zitrusfrüchte den Zuckerstoffwechsel anregen, so dass der Körper weniger Zucker aus der Nahrung abspeichert.

Hilft beim Abspecken

Bereits eine halbe Frucht oder ein Glas frisch gepresster Saft vor dem Essen zeigen die hilfreiche Wirkung. In einer Studie mit 100 Übergewichtigen erhielt eine Gruppe vor dem Essen Grapefruit, die Kontrollgruppe nicht. Beide Gruppen ernährten sich wie gewohnt. Nach 12 Wochen hatte die Grapefruit-Gruppe im Durchnitt 3 Pfund je Person abgenommen. Außerdem hatten diese Teilnehmer nach einer Mahlzeit weniger Insulin und Glukose im Blut, was auf einen verbesserten Zuckerstoffwechsel hinweist. Die Gruppe ohne Grapefruits hatte hingegen nicht abgenommen.

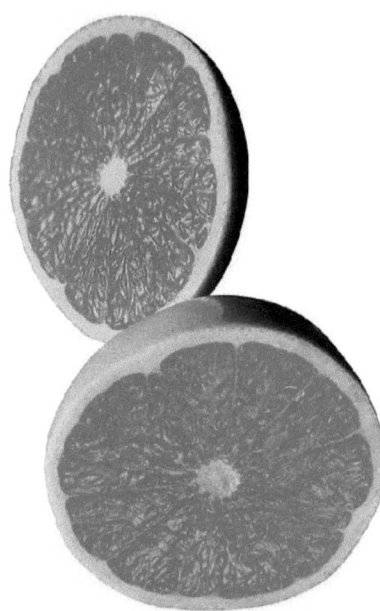

Grapefruits schmecken erfrischend herb und sind reich an Vitalstoffen

Bewertung

Grapefruits sind nicht unbedingt jedermanns Geschmack. Aber sie sind reich an wertvollen Vitaminen, Bitterstoffen und typischen Grapefruit-Pektinen, die für die positive Wirkung der Zitrusfrüchte verantwortlich sind. Allerdings muss man schon frische Grapefruits verzehren, um von der Stoffwechsel anregenden Wirkung profitieren zu können. Ob pur verzehrt oder als frisch gepresster Saft vor jeder Mahlzeit, für Freunde dieser bittersüßen Frucht ist es auf jeden Fall lohnenswert, diesen Abnehm-Trick zu probieren.

Nr. 13 Zuckeraustauschstoffe

Stark zuckerhaltige Lebensmittel lassen den Insulinspiegel blitzschnell in die Höhe steigen, was einen ebenso starken Blutzuckerabfall nach sich zieht. Diese bereits beschriebene Blutzuckerachterbahnfahrt verursacht heftige Heißhungerattacken, denen man sich kaum entziehen kann. Wer diesem negativen Effekt von Süßwaren entgehen möchte, der kann auf sogenannte Zuckeraustauschstoffe zurückgreifen. Die Palette der Süßmittel reicht von kalorienfrei bis kalorienreich.

Keine Blutzuckerachterbahn

Zuckeraustauschstoffe schmecken süß und können daher normalen Zucker ersetzen. Für Diabetiker ist dies besonders wichtig, weil Zuckeraustauschstoffe nämlich vom Körper langsamer aufgenommen werden als Haushaltszucker. Dadurch wird der Blutzuckerspiegel nur wenig beeinflusst. Zuckeraustauschstoffe können nämlich ohne die Bildung von Insulin verwertet werden. Zu den wichtigsten Zuckeraustauschstoffen gehören Fruchtzucker, Sorbit, Xylit, Mannit, Maltit, Isomalt und Laktit. Allerdings liefern auch Zuckeraustauschstoffe dem Körper leere Kalorien wie der insulinabhängige Haushaltszucker.

Süßer Ersatz

Der Vorteil von Zuckeraustauschstoffen liegt also nicht im Kaloriensparen, sondern darin, dass sie den Insulinspiegel nur geringfügig beeinflussen und so helfen, Heißhungerattacken zu vermeiden. Allerdings sind Zuckeraustauschstoffe kein Freibrief zum hemmungslosen Schlemmen, zumal sie leicht abführend wirken können. Wer also zum Beispiel gerne Schokolade isst und darauf nicht verzichten kann oder will, der sollte vielleicht einmal Diabetiker-Schokolade mit Fruchtzuckerzusatz probieren. Zumindest sind solche Diät-Produkte mit

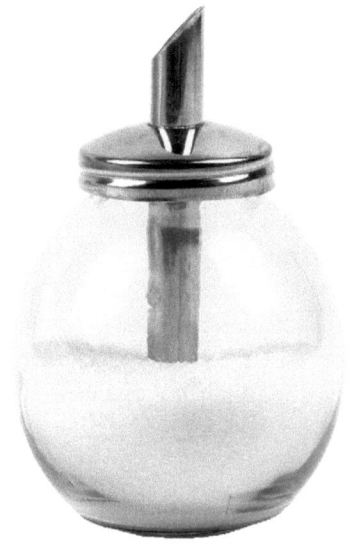

Normaler Haushaltszucker kann durch andere Süßungsmittel ersetzt werden

63

Fruchtzucker ein guter Ersatz für normale Süßwaren. Fruchtzucker wird langsamer verstoffwechselt als Stärke und Traubenzucker. Über den Darm wird nur eine geringe Menge aufgenommen, der Rest wird wieder ausgeschieden. Deshalb führt auch ein übermäßiger Verzehr zu Durchfall.

Süßstoffe

Eine kalorienfreie oder -arme Alternative zu Zucker sind Süßstoffe. Dazu gehören Saccharin, Zyklamat, Aspartam oder Acesulfam. Diese Süßstoffe sind bis zu 500-mal süßer als normaler Haushaltszucker und dürfen deswegen nur äußerst sparsam dosiert werden. Damit wären Süßstoffe für alle Übergewichtigen die perfekte Alternative zum normalen Zucker. Allerdings hat noch niemand mit Hilfe von Süßstoffen wirklich deutlich abgenommen. Wissenschaftler vermuten nämlich, dass Süßstoffe den Appetit anregen. Das betrifft vor allem die gängigen Süßstoffe Zyklamat und Saccharin. An der britischen Universität Leeds nahmen Testesser nach dem Verzehr von saccharingesüßten Joghurts im Laufe des Tages mehr Kalorien zu sich, als die Kontrollgruppe, die normalen Joghurt mit Zucker verzehrte. Die Wissenschaftler erklären dieses Ergebnis mit dem geringen Sättigungswert von Süßstoffen.

Kalorienfrei macht dick

Durch den süßen Geschmack von Süßstoffen wird bereits das Hormon Insulin ausgeschüttet, das normalerweise zur Verwertung von Zucker benötigt wird. Ist aber durch Süßstoff kein entsprechender Blutzuckerspiegel vorhanden, so löst diese unnötige Insulinausschüttung ein Hungergefühl aus. Man isst automatisch mehr als nötig. Und das bringt leider auch wieder überflüssige Pfunde ein. Deshalb ist es auf jeden Fall empfehlenswert, die Verwendung von Süßstoffen streng zu kontrollieren. Besser ist es, sich selbst langsam vom süßen Verlangen zu entwöhnen: Versuchen Sie einfach von Tag zu Tag Ihre Nahrung etwas weniger zu süßen. Ihre Geschmacksknospen werden sich allmählich daran gewöhnen.

Bewertung

Zuckeraustauschstoffe und Süßstoffe sind zwar keine direkten Schlank-Pusher, aber sie helfen bei sinnvoller Verwendung den

Zuckerkonsum deutlich einzuschränken. Ein Übermaß hat in jedem Falle unangenehme Nebenwirkungen, ob Durchfall oder Hungergefühle. Zuckeraustauschstoffe und Süßstoffe sind also nur dann wirklich sinnvoll, wenn man unbedingt etwas Süßes braucht und dies dann schließlich auch nur in Maßen genießt. Diese süßen Ersatzmittel sind also keineswegs ein Freibrief für süße Orgien, sondern nur wertvolle Hilfsmittel bei Süßigkeitsattacken.

Zuckeraustauschstoffe	Eigenschaften
Fruchtzucker	**koch– und backfest, verstärkt die Bräunung beim Backen**
Xylit (E 967)	**koch– und backfest, hat eine abführende Wirkung**
Mannit (E 421)	**wirkt abführend**
Isomalt (E 953)	**wirkt abführend**
Sorbit (E 420)	**koch– und backfest, hat eine abführende Wirkung**

Süßstoffe	Eigenschaften
Zyklamat	**ist 30–mal süßer als Zucker, koch– und backfest, schmeckt leicht metallisch**
Aspartam	**ist 200–mal süßer als Zucker, nicht zum Kochen oder Backen geeignet**
Saccharin	**ist 500–mal süßer als Zucker, koch– und backfest, schmeckt leicht bitter**
Acesulfam	**ist 200–mal süßer als Zucker, koch– und backfest**

Nr. 14 Fucus vesicolosus

Fucus vesicolosus ist eine über 1 m lang werdende Braunalge, die an den Küsten des Atlantischen und Stillen Ozeans sehr häufig anzutreffen ist. Fucus, auch Blasentang, enthält anorganisch und organisch gebundenes Jod, Bromide, Schleimstoffe wie Alginsäure und Polyphenole. Ihre hervorragenden Eigenschaften machen diese Alge zu einem wertvollen Mittel mit breiter Anwendungspalette in der Kosmetik und Medizin. Aufgrund des Jodgehalts wird die Anwendung als Nahrungsergänzungsmittel u.a. zur Anregung des Stoffwechsels eingesetzt. Fucus-Präparate erhält man in unterschiedlicher Zubereitung in Apotheken, Drogerien und Reformhäusern. Allerdings sollte man keine hochdosierten Präparate nehmen, weil diese aufgrund des hohen Jodgehaltes die Schilddrüsenfunktion stören können. Sicherer und ohne Nebenwirkungen sind homöopathische Zubereitungen.

Homöopathische Mittel

Homöopathische Mittel zum Abnehmen enthalten häufig einen Algenextrakt aus Fucus vesicolosus, der den Stoffwechsel anregen und den Appetit hemmen soll. Da homöopathische Mittel sehr stark verdünnt werden, muss nicht mit Nebenwirkungen gerechnet werden. Dennoch sollten Sie sich vor Anwendung eines Fucus-Präparates sicher sein, dass Ihre Schilddrüse gesund ist. Falls Sie den Verdacht hegen, dass Ihre Schilddrüse nicht korrekt arbeitet, sollten Sie lieber einen entsprechenden Funktionstest bei Ihrem Arzt vornehmen lassen. Ihr Arzt wird dann gegebenenfalls die Schilddrüsenstörungen korrektiv behandeln. In diesem Falle können Sie mit Ihrem Arzt auch über die Anwendung von Fucus sprechen.

Verschiedene Darreichungsformen

Fucus vesicolosus in homöopathischer Dosierung wird zur Steigerung des Grundumsatzes bei Übergewicht eingesetzt. Es gibt Fucus in verschiedenen Darreichungsformen: als Lösung (Dilution), Globuli oder Tabletten. Die gebräuchlichste Stärke bzw. Potenz zur Anregung des Stoffwechsels ist D6. Sie erhalten diese Präparate in Ihrer Apotheke. Verwenden Sie es bitte nur nach beiliegender Vorschrift. Bitten Sie ruhig auch Ihren Apotheker um einen Ratschlag, ob dieses Mittel für Sie geeignet sein kann.

Bewertung
Die Homöopathie ist eine erfolgreiche Heilmethode aus dem Bereich der Naturheilkunde. Ausführliche Informationen zu dieser Heilmethode würden den Rahmen dieses Ratgebers sprengen. Aber immer mehr Menschen suchen und finden bei ihren Leiden und Beschwerden wirksame Hilfe in der Homöopathie. Und so kann auch diese Naturheilmethode bei Übergewicht helfen. Wenn Sie organisch gesund sind, dann ist Fucus für Sie eine gute Möglichkeit, Ihren Stoffwechsel auf natürliche Weise zu pushen und so den Kalorien-Grundumsatz zu steigern. Bei Schilddrüsenerkrankungen sollten Sie Fucus aber nicht ohne ärztlichen Rat anwenden.

Nr. 15 Infikausal

Übermäßiges Verlangen nach Süßigkeiten hat verschiedene Ursachen. Manchmal ist es ein Erziehungsproblem, das mit stark gesüßten Tees im Säuglingsalter beginnt, sich im Kindesalter im Konsum von Süßwaren fortsetzt und beim Erwachsenen mit einer wahren Naschsucht endet. Oft dient dabei das Naschen als Ersatzbefriedigung.

Gefährliche Folgen
Die Folgen des übersteigerten Naschzwangs sind schwerwiegend und belasten den Organismus auf besondere Weise. Es droht nicht nur die Fettleibigkeit, sondern auch die Entwicklung eines Typ-2-Diabetes mit einer ganzen Reihe von Folgeerkrankungen. Der Naschzwang führt zu einer verstärkten Ausschüttung von Insulin mit einer reaktiven drastischen Absenkung des Blutzuckerspiegels. Das zwingt die Betroffenen geradezu, erneut zu Süßigkeiten zu greifen. So entsteht ein gefährlicher Teufelskreis, dem nur schwer zu entkommen ist.

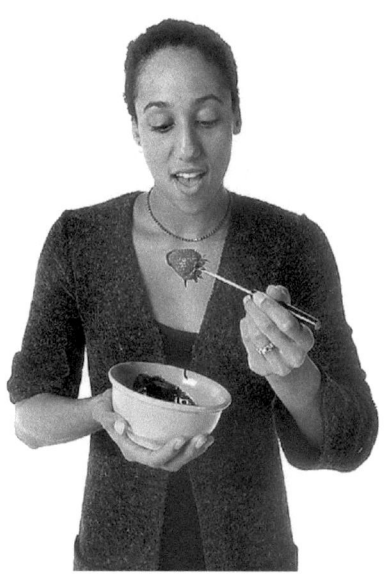

Naschkatzen können sich nur schwer beherrschen. Hilfe gegen den Naschzwang ist sehr wichtig.

67

Zuviel Zucker macht krank

Ein übersteigerter Zuckerkonsum führt im Verdaaungstrakt zu Gärungs- und Fäulnisprozessen und darüber hinaus zu Störungen im Säuren-Basen-Haushalt. Beides bietet einen idealen Nährboden für Pilzerkrankungen, sowohl im Darm, alsauch an anderen Schleimhäuten oder der Haut. Die normale Darmflora wird geschädigt und die giftigen Stoffwechselprodukte der Pilze überlasten die Entgiftungsorgane. Diese Gifte schwächen Leber und Zellen und damit auch die Immunabwehr. Abwehrschäche, Infektanfälligkeit, Depressionen oder Angstzustände können so Folgen eines Naschzwangs werden.

Zucker verbraucht Zink

Die Überproduktion von Insulin durch zuviel Zucker verbraucht sehr viel Zink. Wird der Zinkverbrauch durch Zinkgaben nicht ausgeglichen, führt dies zu einer Blockade von rund 60 Enzymen. Das Resultat sind Fehlfunktionen in wichtigen Stoffwechselprozessen. Außerdem können sich durch den übersteigerten Zuckerkonsum ein Typ-2-Diabetes mit den typischen Folgen wie Gefäßveränderungen, Nervenschädigungen oder Nierenversagen entwickeln. Die Beschwerden und Folgen einer Fettleibigkeit müssen wohl nicht mehr näher erläutert werden.

Teufelskreis durchbrechen

Der Verzehr von Süßigkeiten macht wieder Heißhunger auf Süßes. Dieser Teufelskreis muss unbedingt durchbrochen werden, um den entgleisten Stoffwechsel wieder ins Lot zu bringen. Infikausal ist ein sogenanntes homöopathisches Komplexmittel, das aus 15 Einzelwirkstoffen besteht. Dieses Präparat ist seit vielen Jahren auf dem Markt und wird von Therapeuten erfolgreich zur Behandlung der Naschsucht eingesetzt. Erreicht wird dieser Erfolg durch die ausgewogene Zusammenstellung von Einzelsubstanzen, die das Krankheitsbild des überhöhten Zuckerkonsums und seiner Folgeschäden umfassend abdecken und zur Ausheilung bringen.

Wirksam gegen die Naschsucht

Die 15 Inhaltsstoffe zielen zum einen auf die auslösenden Ursachen der Zuckersucht: Sie verbessern die Nervenkraft, reduzieren

Mattigkeit und depressive Verstimmungszustände und harmonisieren den Stoffwechsel. Zum anderen reduzieren sie die Folgen von zuviel Zucker wie Blähungen, Hautleiden oder Infektanfälligkeit. Die Leistung der Entgiftungsorgane wird zudem angeregt.

Beurteilung
Infikausal gibt es rezeptfrei als Tropfen in der Apotheke. Diese Tropfen helfen, den Naschzwang mit all seinen negativen Folgen in den Griff zu bekommen und erleichtern somit die Gewichtsreduktion. Wer also unter Naschzwang leidet, der sollte diese homöopatischen Tropfen unbedingt einmal ausprobieren. Normalerweise sind Nebenwirkungen bei diesem Präparat nicht bekannt. Bitte beachten Sie vor der Einnahme den Beipackzettel oder fragen Sie Ihren Apotheker.

Nr. 16 Madar

Bei Madar handelt es sich um einen bis zu 3 m hohen, fast baumartigen Strauch, botanisch als Calotropis gigantea bezeichnet. Der Strauch ist vor allem in Ost- und Hinterindien, im Malaiischen Archipel und im südlichen China verbreitet. Für die Herstellung von medizinischen Präparaten wird die getrocknete, im April und Mai gesammelte Wurzelrinde von Calotropis gigantea verwendet.

Homöopatische Hilfe beim Abnehmen
Das Präparat Cefamadar enthält als einzigen Wirkstoff eine Zubereitung aus der getrockneten Wurzelrinde von Calotropis gigantea in der Potenz D4. Die Rinde findet bereits in der asiatischen Volksmedizin seit altersher bei zahlreichen Krankheiten Verwendung, z.B. Elephantiasis, Gicht, Rheumatismus, Asthma oder als Herzmittel. In verdünnter Form, als homöopatische Potenz, wird Cefamadar nach neueren Erkenntnissen bei der Behandlung des Übergewichtes eingesetzt. Der homöopathischen Denkweise entsprechend greift Madar vermutlich regulierend am Sättigungs- bzw. Hungerzentrum im Zwischenhirn an und führt zu einer Verringerung der Esslust.

Studie belegt die Wirkung von Madar
In einer Studie wurden Wirksamkeit und Verträglichkeit von Cefamadar untersucht. Bei 71% der Patienten zeigte sich dabei eine

deutliche Verringerung der Esslust. Bereits nach vier Wochen hatte sich das Körpergewicht von 89,6% der Patienten verringert. Nach acht Wochen hatten bereits fast 92% deutlich an Gewicht verloren. Nach der Behandlung hatten die Patienten im Durchschnitt etwa 30% ihres Übergewichts verloren.

Ausgezeichnete Wirksamkeit und Verträglichkeit

Die Nebenwirkungsinzidenz von Cefamadar lag bei 0,9%, was für die ausgezeichnete Verträglichkeit des Präparates spricht und dieses insbesondere für die Langzeittherapie qualifiziert. Es kann klassische, zur Gewichtsreduktion angewandte Arzneimittel ersetzen, weil es bedenkenlos über längere Zeit eingenommen werden kann. Gerade langfristige Anwendungen sind ja für einen dauerhaften Behandlungserfolg bei Übergewichtigen meist unverzichtbar. Dabei ist Cefamadar sogar in der Behandlung von stark übergewichtigen Kindern sehr erfolgreich, wie eine Praxisstudie eindrucksvoll belegt. Das Präparat verringerte im Laufe der Studie bei 75% der Kinder und Jugendlichen die Esslust und typische Heißhungerattacken.

Bewertung

Cefamadar ist ein natürlicher Appetitzügler mit nachgewiesener Wirkung. Als zugelassenes Arzneimittel im Anwendungsgebiet Fettleibigkeit verringert es die Esslust und typische Heißhungerattacken. Es ist ausgezeichnet verträglich und hat kein Gewöhnungspotential. Damit kann es bedenkenlos für eine Langzeittherapie empfohlen werden. Cefamadar ist in Form von Tabletten und Tropfen rezeptfrei in jeder Apotheke erhältlich. Im Vergleich zu anderen sogenannten Schlankheitsmitteln ist Cefamadar eine preisgünstige Alternative bei Gewichtsproblemen. Für eine korrekte Dosierung beachten Sie bitte die Packungsbeilage oder fragen Sie Ihren Apotheker.

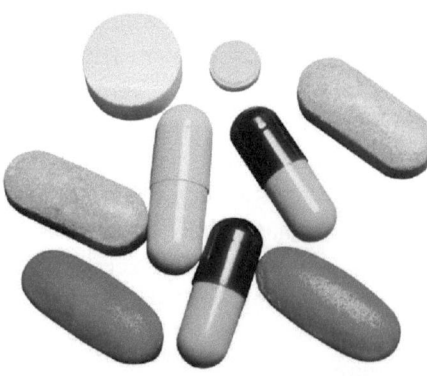

Viele Pillen versprechen wertvolle Hilfe beim Abnehmen. Aber Vorsicht: viele Präparate sind nicht nur teuer, sondern sogar gefährlich!

So helfen die Schlank-Pusher

Jeder Schlank-Pusher hat seine eigene Wirkungsweise. Einige regen einen trägen Stoffwechsel an, andere fördern den Fettabbau, mindern die Esslust oder steigern das Sättigungsgefühl. Alle Schlank-Pusher sind natürliche Mittel aus den Bereichen Medizin, Naturheilkunde oder Ernährung. Finden Sie einfach für Ihre persönliche Situation, für Ihre größten Schwachstellen beim Abnehmen die richtigen Schlank-Pusher und profitieren Sie von der wunderbaren Wirkung.

In der nachfolgenden Übersicht sind die Schlank-Pusher mit Nummer jeweils nach ihrer Hauptwirkung sortiert. Suchen Sie sich einfach die zu Ihnen passenden Schlank-Pusher mit der entsprechenden Nummer aus. Lesen Sie sich anschließend die Informationen zu den jeweiligen Schlank-Pushern genau durch und probieren Sie sie im passenden Falle einfach aus. Aber bitte bedenken Sie, dass keiner dieser Schlank-Pusher ein Freibrief für hemmungslose Schlemmerorgien ist, denn kein Schlank-Pusher wird ohne Ihr Zutun Ihre Pfunde einfach so wegzaubern! Die Schlank-Pusher sind nämlich keine sogenannten Wundermittelchen, aber bei richtiger Anwendung wirksame Hilfen auf dem Weg zu Ihrer Wunschfigur. Ausprobieren lohnt sich also wirklich. Der Erfolg wird Sie belohnen!

Schlank-Pusher und ihre Wirkung

Wirkung	geeignete Schlank-Pusher Nr.
Stoffwechsel anregen	3, 6, 7, 8, 12, 14, 15, 16
Leistungskraft steigern	7, 8, 9, 12
Kalorienaufnahme mindern	1, 2, 3, 6, 7, 11, 12, 13
Kalorienumsatz erhöhen	6, 7, 8, 12, 14
Fettaufnahme reduzieren	1, 2, 7, 8, 12
Fettabbau fördern	1, 2, 6, 7, 8, 9, 12, 14
Zuckeraufnahme mindern	3, 11, 13, 15
Sättigung fördern	1, 2, 4, 5, 10, 16
Appetit zügeln	5, 9, 10, 15, 16
Dickmacher ersetzen	4, 5, 13

Das Schlank–Konzept

Jetzt kann es endlich losgehen! Nun haben Sie genügend hilfreiche Informationen, um daraus Ihr persönliches Schlank-Konzept zu entwickeln. Sie kennen nun wichtige Stoffwechselfunktionen und typische Abläufe in Ihrem Körper, die Sie gezielt beeinflussen können, um so erfolgreich abzunehmen. Sie müssen dabei keine strenge Diät durchhalten, weder hungern noch auf köstliche Gaumenfreuden verzichten. Das einzige, was Sie tun müssen, ist auf Ihren Körper zu hören. Wenn Sie wirklich stark übergewichtig sind, dann wird es Ihnen anfangs vielleicht schwer fallen, die Signale Ihres Körpers zu verstehen, weil Sie es regelrecht verlernt haben. Aber mit dem richtigen Schlank-Konzept werden Sie Ihren Körper dazu bringen, diese Signale wieder deutlich spürbar auszusenden.

Erfolglose Diäten frustrieren

Wenn Sie bereits mehrere Diäten hinter sich haben, wohl auch noch erfolglos, dann mangelt es Ihnen sicher zunächst an der Motivation zum Abnehmen. Und aus Ihren erfolglosen Diät-Versuchen wissen Sie, dass auch Ihr Durchhaltevermögen nicht das beste ist. Und am Ende hat Ihnen wohl noch der bekannte Jo-Jo-Effekt einen bösen Streich gespielt und noch weitere Pfunde auf Ihre Hüften geladen. Das frustriert enorm und macht Ihnen sicher nicht gerade Mut, es noch einmal mit einer weiteren Diät zu probieren. Irgendwann hat man einfach im wahrsten Sinne des Wortes die Schnauze voll von all diesen Diäten und findet sich zwangsweise mit seinem Problem Übergewicht ab. Tun Sie das bitte nicht, bevor Sie nicht Ihren ganz persönlichen Weg zu Ihrer Wunschfigur gefunden haben. Vergessen Sie aber strenge Diäten, die Sie bisher nur frustriert haben und wagen Sie einen ganz neuen Weg zum Schlank-Erfolg.

Unangenehme Erfahrungen

Dieser Ratgeber ist ganz bewusst kein Diät-Ratgeber. Ich selbst hasse Diäten, bei denen man sich an oft viel zu komplizierte Regeln halten muss. Oder man muss streng nach Rezept kochen, wozu mir persönlich die Zeit fehlt. Und Spaß macht es mir auch nicht. Und dann schmecken diese blöden Diät-Rezepte noch nicht einmal wirklich gut.

Auch so eine von unzähligen Blitz-Diäten aus den Frauenzeitschriften hilft nicht wirklich weiter. Kohlsuppe bis zum Abwinken oder Bananen bis zum Erbrechen - klar, dass man dabei abnimmt. Man verliert dabei den guten Appetit und freut sich hinterher umso mehr auf die dicken, fetten Kalorienbomben. Diät? Ja, ich hasse das Wort Diät, weil es mit einer absolut unangenehmen Vorstellung von bedrückenden Zwangsmaßnahmen verbunden ist.

Der Weg zum Schlank-Erfolg
Wenn es Ihnen so geht wie mir, dann wird es auch für Sie höchste Zeit, sich vom Diäten-Zwang zu befreien. Abnehmen funktioniert nämlich auch ganz ohne Diät. Sie müssen einfach nur Ihre persönlichen Schwachstellen in Ihrer Ernährungsweise herausfinden und diese mit wirksamen Mitteln austricksen. Genau dafür gibt es diese wunderbaren Schlank-Pusher, die Ihnen helfen werden, Ihre Pfunde zu verlieren. Doch sollten Sie jetzt nicht einfach diese Schlank-Pusher ausprobieren und abwarten, was passiert. Um wirklich gezielt und dauerhaft abzunehmen brauchen Sie ein auf Ihre Bedürfnisse zugeschnittenes Schlank-Konzept, das alle Ihre persönlichen Gewohnheiten mit berücksichtigt.

Abnehmen mit Konzept
Das mag jetzt vielleicht kompliziert klingen, aber dieses Schlank-Konzept besteht lediglich aus einigen wichtigen Schritten, die Sie nacheinander gehen müssen, um letztlich Ihr Wunschgewicht zu erreichen. Wenn Sie sich und Ihren Körper jetzt richtig auf das Unternehmen Abnehmen vorbereiten, dann werden Sie diesen Weg ohne große Schwierigkeiten angehen können. Wichtig ist dabei nur, dass Sie den richtigen Einstieg in Ihr Vorhaben finden. Danach läuft dann schließlich alles fast wie geschmiert.

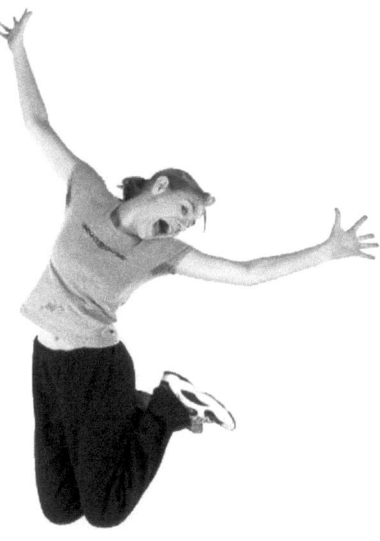

Der Weg zum Erfolg kann durchaus viel Freude bereiten – vor allem dann, wenn die Pfunde wirklich purzeln

73

Das Schlank-Konzept in der Übersicht

1. Ursachen-Forschung

• Gründe für das eigene Gewichtsproblem erforschen (S. 12 ff)
• eigene Lebensweise betrachten:
    Ernährung, Bewegung, Stress usw.
• Fehlverhalten bewusst machen + Gegenmaßnahmen ergreifen:
    z.B. Stressabbau durch Entspannung, mehr Bewegung,
    bewusstere Freizeitgestaltung
<u>Ergebnis:</u>
Persönliche Schwächen werden erkannt und können gezielt
abgestellt werden

2. Die Entgiftungsphase

• 2–4 Wochen Entgiftung (S. 35 ff)
• Säure-Basen-Haushalt ausbalancieren (S. 39)
• möglichst nur Lebensmittel mit niedrigem GLYX essen (S.33/34):
    3 insulinsparende Mahlzeiten GLYX-Eiweiß-Kombis
    + 2 Snacks aus Obst oder Gemüse
• Schlank-Pusher gegen persönliche Schwächen einsetzen (S. 44 ff)
<u>Ergebnis:</u>
Deutlicher Gewichtsverlust bis zu 10 Pfund, gesteigerte Vitalität
und optimiertes Leistungsvermögen, besseres Selbstwertgefühl,
mehr Lebensfreude, Motivation zum Durchhalten

3. Die Reduktionsphase

• konsequente Gewichtsreduktion bis zum Wunschgewicht:
    2 insulinsparende Mahlzeiten + 1 normale Mahlzeit
    + 2 Obst-Gemüse-Snacks
• weiterhin viel Flüssigkeit: Wasser, Kräuter- oder Früchtetee
• Schlank-Pusher in schwachen Momenten einsetzen
<u>Ergebnis:</u>
Moderater Gewichtsverlust von etwa 1 Pfund je Woche (= 52 Pfund
im Jahr!). Das Ernährungsverhalten passt sich automatisch an und
der Organismus gewöhnt sich ohne Entzugserscheinungen wie z.B.
bei strengen Diäten an das neue Gewicht

4. Die Erhaltungsphase

• Je länger die Reduktionsphase dauert, umso selbstverständlicher
wird die neue Ernährungsweise. Gegen schwache Momente helfen
die Schlank-Pusher. Bei Bedarf Säure-Basen-Haushalt korrigieren
oder eine kurze Entgiftungskur durchführen (S. 35 ff)
<u>Ergebnis:</u> Sie haben es geschafft!

Die Ursachen-Forschung

Viele Menschen haben mir schon erzählt, dass sie gar nicht so viel essen und trotzdem so dick sind. Eine Freundin von mir behauptete das auch immer. Und tatsächlich hat sie tagsüber kaum etwas gegessen und abends dafür gerne geschlemmt. Bei einer anderen Bekannten stellte ich fest, dass sie mengenmäßig nicht viel isst, dafür aber reine Kalorienbomben. Und da gibt es noch solche, die den ganzen Tag unbewusst naschen und futtern, bei denen die richtigen Mahlzeiten bewusst eher mager ausfallen, und die behaupten, dass sie bei der Ernährung doch so sehr aufpassen. Wirklich? Natürlich gibt es auch die richtigen Vielesser, die stets dreifache Portionen vertilgen. Esser aus Langeweile, aus Frust oder Stress-Esser. Es gibt so viele mögliche Ursachen für Übergewicht, dass man schon genau nachforschen muss, um die eigenen Ursachen zu finden.

Ernährungs-Protokoll

Am leichtesten kommen Sie der Ursache für Ihr Übergewicht auf die Schliche, wenn Sie einmal für eine bestimmte Zeit ein Ernährungsprotokoll führen. Darin listen Sie einfach alle Lebensmittel und Getränke auf, die Sie am Tag so verzehren. Vergessen Sie bitte auch nicht die Kleinigkeiten wie Bonbons oder andere Naschereien. Führen Sie dieses Protokoll mindestens eine Woche lang, damit Sie Ihr Ernährungsverhalten auch erkennen und richtig beurteilen können. Machen Sie sich für jeden Tag eine Liste, in die sie alles, was Sie an einem Tag essen und trinken, eintragen können:

Tag 1 usw.

Lebensmittel oder Getränk	Menge	Uhrzeit

Die Uhrzeit ist neben der Mengenangabe sehr wichtig. So können Sie nämlich feststellen, zu welchen Zeiten Sie möglicherweise Ihre Ernährungs-Schwächen haben. Vielleicht nach einem stressigen Tag? Oder essen Sie eher aus Langeweile? Finden Sie mit Hilfe des Protokolls die Gründe für Ihre Ernährungssünden heraus. Dabei ist vielleicht auch nach jedem Tag eine kurze Tagesbeurteilung sehr hilfreich. War es ein ruhiger oder stressiger Tag? Was haben Sie an diesem Tag gemacht? Waren Sie viel in Bewegung oder haben Sie nur am Schreibtisch gesessen oder gar gefaulenzt? Durchleuchten Sie einfach Ihr Tages-Grundmuster und finden Sie so auch die Schwächen in Ihrer Lebensweise heraus.

Gezielte Gegenmaßnahmen

Wenn Sie auf diese Weise Ihre persönlichen Schwächen in der Ernährung und Lebensweise aufgedeckt haben, dann können Sie ganz gezielte Gegenmaßnahmen ergreifen. Gegen Ihre Ernährungs-Schwächen helfen zunächst die wunderbaren Schlank-Pusher. Mit diesen Helfern finden Sie einfacher und schneller den Weg zu einer dauerhaft ausgewogenen und gesunden Ernährung. Die Schwächen in Ihrer Lebensweise können Sie mit gezielten Gegenmaßnahmen ausgleichen. Gegen Stress helfen zum Beispiel Entspannungsmaßnahmen

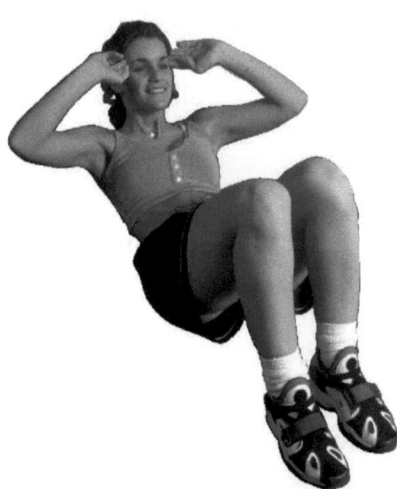

oder beruhigende Hobbies wie Malen, Schreiben oder Basteln. Einen langweiligen Tag gleichen Sie am besten mit sportlichen Betätigungen aus. Sport und Bewegung sind sowieso unverzichtbare Pusher, wenn man vernünftig abnehmen möchte. Ohne Bewegung läuft im wahrsten Sinne des Wortes absolut nichts. Nutzen Sie also Ihre Freizeit ganz bewusst, um Ihren üblichen Tagesablauf durch ein persönliches Ausgleichs-Programm abzurunden. So verpassen Sie Ihrem typischen Alltagstrott immer wieder kleine Erfolgs-Erlebnisse.

Sportliche Betätigung wie zum Beispiel Gymnastik ist ein perfekter Ausgleich zu einem langen Arbeitstag am Schreibtisch. Grundsätzlich ist Bewegung ein idealer Schlank-Pusher

76

Die Entgiftungsphase

Aller Anfang ist schwer. Wenn aber erst einmal der feste Entschluss gefasst ist, mit dem Abnehmen zu beginnen, dann ist die erste wichtige Hürde bereits genommen. Mal eben so zwischen Tür und Angel abnehmen, das funktioniert nämlich nicht. Auch eine der typischen Wochenend-Diäten bringt nichts, wenn nicht wirklich der Entschluss feststeht: ich will richtig abnehmen!

Reine Kopfsache

Abnehmen beginnt nämlich tatsächlich im Kopf, wie Sie sicher schon wissen. Sie müssen sich erst im Kopf darüber klar werden, was das Abnehmen für Sie bedeutet und was in der Zeit des Abnehmens so alles auf Sie zukommen wird. Wenn Sie aber bereits Ihre typischen Schwächen kennen, wenn Sie zum Beispiel immer wieder die Naschsucht überfällt oder wenn Sie Probleme mit dem Durchhalten haben, dann können Sie nun beruhigt mit dem Abnehmen anfangen. Sie wissen ja, gegen die typischen Schwächen gibt es wirksame Schlank-Pusher, die Ihnen das Abnehmen erleichtern.

Weg mit dem Gift

Für Sie beginnt nun der richtige Einstieg in Ihr persönliches Konzept zum Schlankwerden. Im Kapitel „Die Detoxification" haben Sie bereits erfahren, wie wichtig es zunächst ist, Ihren Organismus ordentlich zu entgiften und die Gewebeschlacken auszuleiten. Denn diese Schlacken wirken wie Fettmagnete, die das Körperfett einfach nicht loslassen wollen. Sie müssen also zunächst diese Schlacken loswerden, um anschließend Ihre Fettpolster abbauen zu können. Beginnen Sie also mit einer richtigen Entgiftungskur wie sie ab Seite 35 in diesem Ratgeber beschrieben ist. Und bitte nie vergessen: viel, viel trinken, um die Giftstoffe auszuspülen!

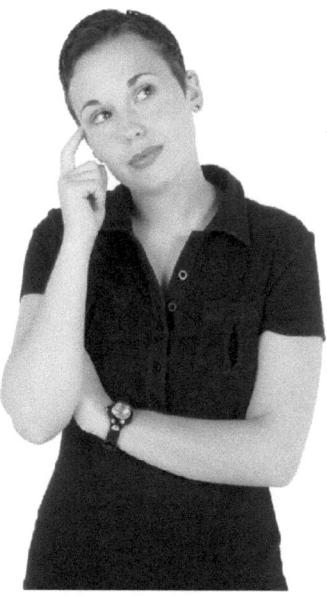

Ein allseits bekannter Spruch, der wirklich passt: Abnehmen beginnt im Kopf

77

Warum Abnehmen so schwer ist

Die Entgiftungsorgane, allen voran die Leber, spielen eine wichtige Rolle bei der Entsorgung von Schlacken und Giftstoffen. Über die Lymphbahnen wird eine Flüssigkeit, die Lymphe, zur Leber transportiert. Diese Lymphe enthällt die Schlacken und Giftstoffe, die von der Leber entsorgt werden sollen. Aber leider ist das Lymphsystem oft dermaßen mit Giftstoffen überladen, dass sich der Lymphfluss sehr stark verlangsamt. Dadurch können die Schlacken und Giftstoffe nicht optimal von der Leber entsorgt werden. Hinzu kommt in vielen Fällen, dass die Leber selbst durch eine Fehlernährung belastet und so träge ist, dass sie ihre Funktion als Entgiftungsorgan nur mangelhaft ausführen kann. Und so sammeln sich die Schlacken und Giftstoffe im Körper, behindern den Stoffwechsel und damit den Fettabbau. Nur eine gezielte Entgiftung kann diese Situation ändern.

Gesunde Ernährung

Parallel zur Entgiftungskur starten Sie mit einer ausgewogenen und gesunden Ernährung. Wichtig ist nicht wieviel Sie essen, sondern was. Unterstützen Sie Ihre Entgiftungskur mit basischen Lebensmitteln, die den Säure-Basen-Haushalt optimal ausgleichen. Die besten basischen Lebensmittel finden Sie in der Tabelle auf Seite 39 in diesem Ratgeber. Kombinieren Sie diese basischen Lebensmittel mit gesunden Lebensmitteln, die einen niedrigen GLYX-Wert haben, damit Ihr Insulinspiegel konstant bleibt. Eine Tabelle zu diesen Lebensmitteln finden Sie auf Seite 33. Um den Fettstoffwechsel ordentlich anzukurbeln, benötigen Sie nun noch hochwertiges Eiweiß. Lebensmittel mit einem hohen Gehalt an hochwertigem Eiweiß finden Sie in der Tabelle auf Seite 34 in diesem Ratgeber.

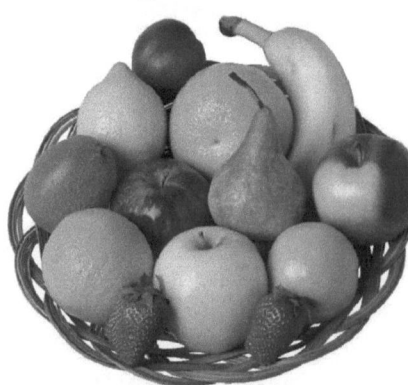

Einfaches Konzept

Jetzt klingt dieses Ernährungs-Konzept ganz schön kompliziert. Ist es aber überhaupt nicht! Denn die Basis-Formel für Ihre perfekte Ernährung lautet ganz einfach:

Frisches Obst ist die ideale Zwischenmahlzeit für eine schlanke Figur

Obst und Gemüse + eiweißreiche Nahrungsmittel

Die Tabellen ab Seite 33 in diesem Ratgeber veranschaulichen lediglich, welche Vielfalt an leckeren Mahlzeiten Sie kombinieren können. Beispiele dafür sind ganz einfach:

Süße Leckereien
• frische Früchte mit Magerquark oder Magerjoghurt
• Käse mit Weintrauben
• fettarmes Diät-Milcheis (mit Fruchtzucker) mit Früchten
• Obstsalat mit Vanillequark

Pikante Leckereien
• mageres Fleisch mit frischem Gemüse
• Gemüsegratin mit Käsekruste
• Putengeschnetzeltes mit Gemüsestreifen
• Rohkostplatte mit Joghurtdressing

Dies sind nur Beispiele. Lassen Sie Ihrer Kreativität beim Kochen freien Lauf. Schauen Sie in die jeweiligen Tabellen und lassen Sie sich zu leckeren Mahlzeiten inspirieren. Selbst wenn Sie in einer Kantine essen, können Sie auf leckere Obst-Gemüse-Eiweiß-Kombis achten.

Die ersten Wochen sind wichtig
Achten Sie in den ersten Wochen bitte unbedingt darauf, dass Sie mit Ihren Mahlzeiten Ihren Insulinspiegel nicht in die Höhe treiben, um so Heißhungerattacken zu vermeiden. Sinnvoll ist es, wenn Sie gerade in der ersten Zeit genau darauf achten, dass Ihre Hauptmahlzeiten aus insulinsparenden GLYX-Eiweiß-Kombis bestehen. Verzichten Sie unbedingt auf Zuckerwaren oder Weißmehlprodukte und ersetzen diese durch Fruchtzuckerwaren oder Vollkornprodukte. Achten Sie gerade in der ersten Zeit auf den GLYX-Wert Ihrer Nahrungsmittel. Denn ein niedriger GLYX kombiniert mit hochwertigem Eiweiß wirkt besonders am Anfang der Gewichtsreduktion wie ein echter Stoffwechsel-Turbo. Die Pfunde werden nur so purzeln, dass Sie Ihre wahre Freude daran haben werden. Wenn Sie aber in dieser Einstiegsphase auch nur ein einziges Mal Ihren Insulinspiegel unnötig auf die Palme treiben, dann ist dieser Turbo-Effekt sofort dahin.

Deutlicher Gewichtsverlust

Verzehren Sie in den ersten 2-4 Wochen täglich 3 insulinsparende Mahlzeiten aus GLYX-Eiweiß-Kombis. Als Zwischenmahlzeiten eignen sich Obst und Gemüse zum Knabbern. Bei Problemen setzen Sie einfach einen oder mehrere passende Schlank-Pusher ein. Diese helfen Ihnen beim Durchhalten. In diesen ersten Wochen werden Sie deutlich an Gewicht verlieren, weil Ihr Stoffwechsel sich umstellt und sämtlichen Ballast abstößt, der sonst nur behindert. Sie werden sich fit und vital fühlen und haben richtig Lust zum Weitermachen. Mit Freude können Sie nun in die nächste Phase starten.

Die Reduktionsphase

Wenn Sie die Entgiftungsphase konsequent durchgehalten haben, dann wird Ihnen die Reduktionsphase nicht mehr schwer fallen. In der Entgiftungsphase stellt sich der Stoffwechsel nämlich spürbar um. Die Giftstoffe und Schlacken im Gewebe, die ja wie ein Fettmagnet wirken, haben Sie nun gezielt ausgeleitet. Damit haben Sie auch die typische Blockade beim Abnehmen erfolgreich besiegt. Ihr Stoffwechsel ist nun auf Fettabbau umgestellt. Sie müssen nun nur noch diese neue Stoffwechselfunktion, den Fettabbau, gezielt unterstützen. Und das ist jetzt wirklich nicht mehr so schwierig.

Lieblingsgericht ist erlaubt

Sie essen zwar weiterhin möglichst bewusst, aber jetzt darf auch Ihr Lieblingsessen wieder auf dem Plan stehen. Täglich verzehren Sie zwei insulinsparende Mahlzeiten, zwei sogenannte GLYX-Eiweiß-Kombis, wie in der Entgiftungsphase beschrieben. Sie haben ja inzwischen gelernt, welchen negativen Effekt ein starker Insulinanstieg im Blut hat. Steuern Sie diesem Effekt ganz einfach mit der richtigen Lebensmittelauswahl entgegen und zaubern Sie sich daraus zwei köstliche Mahlzeiten. Zusätzlich dürfen Sie aber in der Reduktionsphase täglich eine ganz normale Mahlzeit einnehmen. Da darf auch Ihr Leibgericht wieder auf Ihrem Plan stehen. Genießen ist jetzt wieder angesagt.

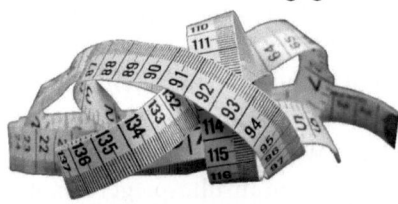

Jetzt verschwinden nicht nur die Pfunde, sondern auch die Zentimeter

Schlank-Pusher gegen verführerische Momente

Es ist natürlich selbstverständlich, dass Sie jetzt nicht wieder in Ihre alten Essgewohnheiten zurückfallen dürfen. Immer, wenn Sie irgendwelche Schwächen verspüren, sei es ein Riesenappetit für drei Personen oder Heißhungerverlangen nach Schokolade oder Süßkram, dann setzen Sie auch weiterhin die passenden Schlank-Pusher ein. Damit können Sie ganz gezielt Rückfälle vermeiden. Allerdings dürften richtige Fressattacken nach der Entgiftungsphase nicht mehr aufkommen, weil Ihr Körper auch sein unbändiges Verlangen nach Essen eingestellt haben sollte. Dennoch gibt es am Anfang der Reduktionsphase noch so verführerische Momente, zum Beispiel auf Feiern und Partys, aber die Schlank-Pusher sind auch hier wirksame Hilfen. Vergessen Sie also niemals, ob auf Feiern, Partys oder im Restaurant, Ihre Schlank-Pusher für alle Fälle mitzunehmen.

Genießen ohne Verzicht

Die Ernährung in der Reduktionsphase ist also ganz einfach. Neben den beiden insulinsparenden Mahlzeiten dürfen Sie noch zwei Obst- und Gemüse-Zwischenmahlzeiten verputzen. Und das Beste: jeden Tag dürfen Sie jetzt ganz nach Ihrem Gusto eine normale Mahlzeit genießen:

- *2 insulinsparende Mahlzeiten*

- *2 Obst–Gemüse–Snacks*

- *1 normale Mahlzeit*

Ihr Körper passt sich an

Sie werden sehen, dass Sie dieses Ernährungskonzept problemlos durchhalten können. Wann Sie Ihre Lieblingsmahlzeit am Tag genießen ist dabei völlig egal. Mit der Zeit werden Sie sogar feststellen, dass sich Ihre Ernährungweise automatisch anpasst. Ihr Organismus wird Sie nicht mehr mit Heißhungerattacken quälen. Sie werden ganz bewusst nur noch dann essen, wenn Ihr Körper es verlangt. Sie werden automatisch weniger essen, weil Ihr Körper jetzt wieder gelernt hat, rechtzeitig ein Sättigungsignal auszusenden. Das tut richtig gut!

Viel trinken ist wichtig

Auch in dieser Reduktionsphase ist die Flüssigkeitszufuhr sehr wichtig. Trinken Sie bitte möglichst nur kalorienfreie Getränke wie Wasser, Kräuter- oder Früchtetee. Den Kaffeekonsum sollten Sie deutlich einschränken, weil Kaffee ja das Säure-Basen-Gleichgewicht stört und so wieder neue Schlacken einlagert.

Richtig trinken

Auf Ihren Frühstückskaffee müssen Sie nicht verzichten. Wenn Sie aber eine echte „Kaffeetante" sind, die den ganzen Tag nur Kaffee trinkt, dann sollten Sie unbedingt auf bessere Alternativen umsteigen. Wie wäre es mal mit Kornkaffee, dem altbekannten Muckefuck? Oder mit einem gerösteten Matetee? Der reduziert sogar noch den Appetit und hilft zusätzlich beim Abnehmen. Verzichten Sie aber in jedem Falle auf zuviel Kaffee, Cola, Limo oder andere Zuckergetränke.

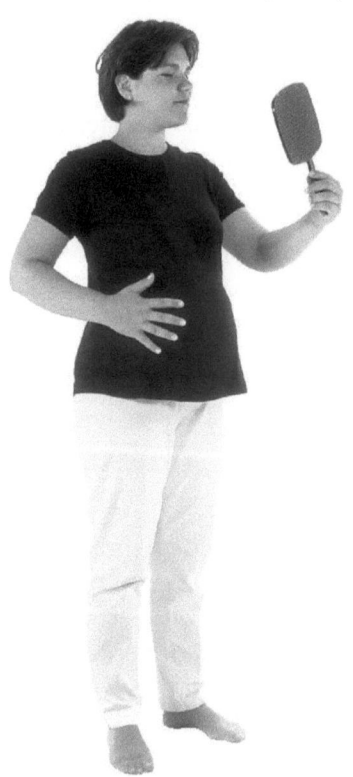

Stellen Sie sich einfach vor, wie toll Sie später einmal aussehen werden

Pfund für Pfund reduzieren

In der Reduktionsphase werden die Pfunde zwar nicht mehr so stark purzeln wie in der Entgiftungsphase, aber Sie werden locker ein Pfund pro Woche reduzieren. In einem Jahr sind das immerhin 52 Pfund, die Sie ohne Diäten-Stress verlieren können. Außerdem ist gemäßigtes Abnehmen auch wesentlich gesünder. So kann sich überflüssiges Gewebe langsam zurückbilden ohne hinterher schlaff und faltig auszusehen. Ihr Körper hat so genügend Zeit, Fettgewebe durch straffes Gewebe zu ersetzen. Stellen Sie sich doch einfach immer wieder vor, wie Sie künftig aussehen werden. Woche für Woche werden Sie schlanker, vitaler und schöner. Da passen Sie bald auch in Ihre Lieblingsklamotten. Eine schöne Vorstellung, nicht wahr?!

Die Erhaltungsphase

Herzlichen Glückwunsch: jetzt haben Sie Ihr Ziel erreicht! Endlich haben Sie Ihr Wunschgewicht. Nun heißt es für Sie das Gewicht dauerhaft zu halten. Aber so schwierig ist das auch nicht. Denn je länger die Reduktionsphase gedauert hat, umso selbstverständlicher ist die neue Ernährungsweise für Sie geworden. Sie wissen jetzt ganz genau, worauf es in der Ernährung für Sie ankommt, was Ihnen gut tut und was nicht.

Schwache Momente besiegen

Aber dennoch gibt es immer wieder einmal schwache Momente, da kann man sich nicht so ohne weiteres zusammenreißen. Da möchte man am liebsten ein „halbes Schwein auf Toast" essen oder gleich eine Fressorgie veranstalten. Aber auch das ist jetzt nicht mehr so schlimm, denn es gibt ja immer noch die Schlank-Pusher. Und wenn Sie wirklich mal nicht widerstehen können, dann gönnen Sie sich ruhig mal diese Ausnahme. Solange die Schlemmerei nicht zur Regel wird und am nächsten Tag durch den Verzehr von ganz viel Obst und Gemüse ausgeglichen wird, schadet es der Figur nicht.

Ab und zu entschlacken

Machen Sie ab und zu mal eine kurze Entschlackungskur, damit sich erst gar keine neuen Giftstoffe und Schlacken in Ihrem Gewebe mehr ansammeln können. Am besten machen Sie alle drei Monate, zum Beispiel zum Frühlings-, Sommer-, Herbst- und Winteranfang jeweils eine Kur über ein bis zwei Wochen mit entschlackenden Kräutertees. Trinken Sie in dieser Zeit einfach täglich etwa 1-2 Liter Blutreinigungs- oder Entschlackungstee wie im Kapitel „Detoxification" beschrieben. Sie können natürlich auch mit speziellen pH-Teststreifen aus der Apotheke Ihren Säuren-Basen-Haushalt überprüfen (s. S. 35 ff) und diesen schließlich mit Basenmitteln entsprechend korrigieren.

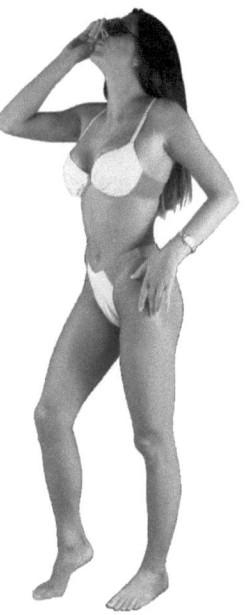

Gesachafft! Endlich wieder Bikini!

Bewegungs-Programm

Eine ganz wichtige Sache beim Abnehmen dürfen Sie keineswegs vergessen: die Bewegung. Ohne ausreichende Bewegung läuft einfach nichts, können Sie nicht effektiv Ihr Gewicht reduzieren. Es reicht nicht, einfach nur die Energie bzw. die Kalorien aus der Nahrung zu reduzieren, sondern sie müssen zusätzlich auch mehr Energie verbrennen, um wirklich ordentlich abzunehmen. Dabei müssen Sie keineswegs Hochleistungssport betreiben. Sie müssen nur regelmäßig etwas tun.

Warum ist Bewegung so wichtig?

Eigentlich wissen wir alle ganz genau, warum wir uns regelmäßig und bewusst bewegen sollen. Wenn dem nicht so wäre, dann hätte der liebe Gott uns bestimmt keine Beine, Füße und Arme oder Hände gegeben. Wir wären dann keine Menschen, sondern vielleicht eher eine Pflanze oder ein Stein oder sonst eine Schöpfung, die ohne Eigenbewegung existieren kann. Aber wir sind nun einmal Menschen, und als solche müssen wir uns ausreichend bewegen, um unsere Körperfunktionen aufrecht zu erhalten.

Ausreichende Bewegung

- regt den Stoffwechsel an und regelt somit das Körpergewicht
- beeinflusst den Fettstoffwechsel in günstiger Weise
- stärkt Herz und Kreislaufsystem
- reguliert den Blutdruck
- stimuliert das Immunsystem
- verbessert die Lungenfunktion
- regt die Darmtätigkeit an
- beugt der Osteoporose vor
- unterstützt den Stressabbau und wirkt antidepressiv
- trainiert den Koordinationssinn
- steigert die allgemeine Leistungsfähigkeit
- verbessert das Wohlbefinden

Welche körperliche Aktivität ist ideal?

Um fit und schlank zu bleiben oder zu werden, müssen wir keinen Hochleistungssport betreiben. Übertriebene sportliche Maßnahmen kehren die positiven Auswirkungen auf unsere Gesundheit nämlich eher wieder ins Gegenteil um. Aber wir brauchen eine regelmäßige und ausdauernde Bewegung, und zwar von relativ geringer Intensität. Diese ist die günstigste Bewegungsform, weil sie nämlich unserem menschlichen Naturell entspricht. Dazu gehören Gehen und Laufen, aber auch Radfahren oder Schwimmen. Flottes Gehen, Walking genannt, ist sogar günstiger als Joggen, weil dabei die Gelenke geschont werden.

Hometrainer, Mini-Stepper oder Hund

Eine gute Alternative ist auch regelmäßiges Training auf dem Hometrainer oder auf dem Mini-Stepper. Damit können selbst Freiluft-Muffel bequem zu Hause, und wenn es sein muss, vor dem Fernseher trainieren. Wer sich hingegen gerne in der freien Natur aufhält, der sollte sich vielleicht einen bewegungsfreudigen Hund anschaffen, der zwingt regelmäßig zu Bewegung an der frischen Luft. Ob Gehen, Laufen, Radfahren, Schwimmen, Hometrainer, Mini-Stepper oder Hund, alles fordert Ihre körperliche Aktivität und hat damit eine positive Wirkung auf Ihren Körper und hilft Ihnen beim Abnehmen.

Wieviel und wie oft?

Ganz einfach: so viel wie es Ihnen Spaß macht. Aber regelmäßig muss es schon sein. Ob nun täglich eine Viertelstunde oder zwei Mal wöchentlich eine ganze Stunde - ein positiver Trainingseffekt ergibt sich erst aus regelmäßigen körperlichen Aktivitäten. Wichtig ist dabei, dass Sie sich rundum wohl fühlen und eine positive Wirkung auf Ihren Organismus spüren. Wenn Sie hingegen gezielt mit Sport gegen die Pfunde ankämpfen wollen, dann sollten Sie das stets nur unter fachlicher Anleitung in einem Fitness-Studio tun.

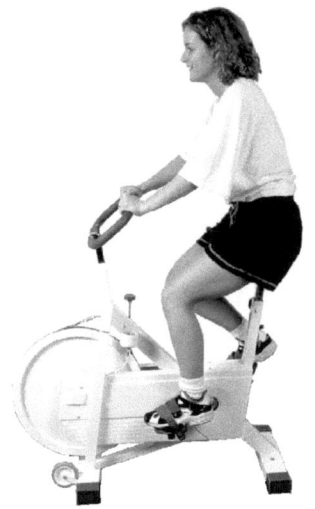

Ein Hometrainer ist jederzeit einsatzbereit

85

Fitness–Übungen für Faule

Sie können Ihren Körper durchaus auch ohne großen Aufwand effektiv trainieren. Mit einfachen Übungen, die Sie jederzeit und überall in den Alltag einbauen können, erzielen Sie tatsächlich spür- und sichtbare Erfolge. Probieren Sie doch einfach einmal die nachfolgenden Trainings-Tipps aus und bauen Sie sie fest in Ihren Alltag ein.

Kreislauf-Training

Das einfachste und effektivste Training ist Treppensteigen. Bereits 100 Stufen zügig aufwärts gehen trainiert den Kreislauf so gut wie 5 Minuten Ausdauersport. Stramme Schenkel, eine verbesserte Fließfähigkeit des Blutes und ein deutlicher Kalorienverbrauch sind das erfreuliche Ergebnis. Also, öfter mal wieder Treppen steigen statt Aufzug fahren.

Bein-Training

Stramme Schenkel in nur 3 Minuten: Stellen Sie sich beim Zähneputzen einfach abwechselnd auf die Zehenspitzen und wippen Sie jeweils 20-mal auf und ab. Rücken dabei gerade halten. Das kräftigt die Beinmuskulatur und beugt Krampfadern vor.

Po-Training

Spannen Sie einfach einmal pro Stunde die Gesäßmuskeln für 30 Sekunden kräftig an. Das stärkt die Pomuskulatur und entlastet gleichzeitig die Lendenwirbelsäule. Viele Hollywood-Stars tun dies ebenfalls für ihren Knackpo.

Busen-Wunder

Eine simple Übung sorgt für ein sexy Dekollete: Legen Sie die Handflächen wie zum Gebet vor Ihren Körper aneinander. Drücken Sie beide Hände für 15 Sekunden kräftig gegeneinander. Danach kurz relaxen. Übung 3-mal wiederholen.

Bauch-Übung

Feste Bauchmuskeln einfach im Büro antrainieren: Legen Sie Ihre Unterarme auf den Schreibtisch und heben Sie Ihre Füße so weit wie möglich an. Zählen Sie bis 5 und setzen Sie dann die Füße wieder ab. Wiederholen Sie diese Bauchübung 5-mal täglich.

Straffende Spezial-Pflege

Viele Menschen haben es leider schon erlebt: Wenn man in kurzer Zeit stark abnimmt, dann bildet sich das Gewebe nicht komplett zurück. Die Haut hängt schlimmstenfalls sackartig schlaff am Körper, tiefe Dellen und Falten verunzieren Bauch, Beine und Po. Oftmals hilft hier nur noch ein plastisch-chirurgischer Eingriff, bei dem das überschüssige Gewebe mit dem Skalpell entfernt werden muss. Allerdings sind große Narben bei solchen Eingriffen nicht vermeidbar.

Strategie gegen Hauterschlaffung

Damit Ihnen so etwas erst gar nicht passiert, sollten Sie unbedingt darauf achten, dass Sie nicht zu schnell abnehmen. Etwa ein bis zwei Pfund Gewichtsverlust pro Woche sind ideal, weil der Körper so genügend Zeit hat, überschüssiges Gewebe zurückzubilden. Mit dem Schlank-Konzept in diesem Ratgeber sollte dies perfekt funktionieren. Wenn Sie aber beim Abnehmen zusätzlich Ihre Haut noch deutlich straffen möchten, dann spielt eine gezielte Pflege gegen Hauterschlaffungserscheinungen eine wichtige Rolle.

Rezepte gegen Cellulite & Co

Viele Menschen leiden unter der bekannten Orangenhaut, auch Cellulite genannt. Die Haut an Bauch, Beinen und Po ist schlaff und dellig. In erster Linie ist gezielte Gymnastik die Top-Maßnahme gegen diese typischen Hauterscheinungen. Allerdings kann eine straffende Pflege die Wirkung von Gymnastik deutlich unterstützen. Es gibt eine unüberschaubare Vielzahl von Straffungsmitteln am Markt, die aber allesamt entweder einen stolzen Preis haben oder gar nicht wirken. Wenn Sie aber wirklich spür- und sichtbare Effekte erzielen möchten, dann probieren Sie unbedingt einmal folgende Rezepte aus.

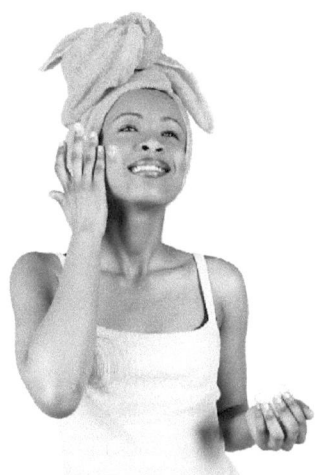

Eine straffende Hautpflege mit wertvollen Ölen und Vitaminen ergänzt das Schlank-Konzept auf perfekte Weise

87

1. Straffende Dusche

Ein gutes Rezept bei schlaffer Haut oder Cellulite ist eine Meersalz-Massage in der Dusche. Massieren Sie Ihre nassen Beine in der Dusche vorsichtig mit feinem Meersalz, bis die Haut angenehm kribbelt. Anschließend gut abspülen. Das Salz fördert die Durchblutung und entzieht dem Gewebe überflüssiges Bindegewebswasser. Das entschlackt und strafft die Haut, die Beine wirken schlanker. Bei regelmäßiger Anwendung werden Sie sogar eine Verringerung des Beinumfangs messen können.

2. Anti-Cellulite-Hose

Noch deutlich intensiver wirkt die Anti-Cellulite-Hose. Legen Sie einfach eine alte Stretch-Leggings in eine Meersalz-Wasser-Lösung aus 1 EL Meersalz auf 1 Liter Wasser. Wringen Sie diese Salzhose nun aus und ziehen Sie diese feucht an. Tragen Sie diese Salzhose so lange, bis sie vollständig getrocknet ist. Auf diese Weise kann das Meersalz besonders intensiv wirken. Die Schlacken treten durch die Haut hindurch und werden so von der langsam trocknenden Baumwollhose aufgenommen. Der Effekt ist unglaublich. Die Haut wirkt deutlich glatter und zarter. Auch hier können Sie bei regelmäßiger Anwendung eine Verringerung des Beinumfangs messen.

3. Körper-Straffungs-Emulsion

Eine bequeme Alternative zur Salzhose ist eine selbstgemachte Straffungs-Emulsion. Geben Sie einfach 1 EL feines Meersalz auf 100 ml Ihrer Bodylotion und schütteln Sie diese so lange, bis sich das Salz komplett aufgelöst hat. Massieren Sie diese Straffungs-Emulsion nun täglich auf Ihre Problemzonen, am besten nach einer durchblutungsfördernden Massage mit dem Luffa-Handschuh. Sie werden übrigens sofort spüren, dass diese Straffungs-Emulsion wirkt: die Haut sondert nämlich die Schlacken in Form von Flüssigkeit ab, weshalb die Emulsion länger einmassiert werden muss.

4. Straffendes Hautöl für Gesicht und Körper

Ein perfekter Hautstraffer sind die Vitamine A, E und wertvolle ungesättigte Fettsäuren bzw. Linolsäure. Diese Fettsäuren sind dem Hautfett besonders ähnlich und werden deshalb von der Haut sehr gut aufgenommen. Gleichzeitig können die Vitamine in der Haut ihre volle

Wirkung entfalten. Reines Distelöl aus dem Supermarkt enthält mit rund 78% am meisten dieser wertvollen Linolsäure. Deshalb wird es auch gerne als Zutat in straffenden Kosmetikprodukten eingearbeitet. Wenn Sie aber eine deutliche Wirkung erzielen möchten, dann verwenden Sie dieses Distelöl doch einfach pur. Probieren Sie unbedingt folgendes Rezept:

- **100 ml Distelöl**
- **10–20 Tropfen etherisches Orangenöl**
- **1 – 2 Vitamin Q10–Kapseln**
  (zum Einnehmen aus der Apotheke oder Drogerie)

mit einer Nadel aufpieksen und den Inhalt in das Öl geben. Diese Mischung in eine braune Apothekerflasche mit Pipette geben. Dieses wohlduftende Vitamin-Serum tropfenweise auf die frisch gereinigte, noch leicht feuchte Haut auftragen. In die feuchte Haut zieht das Serum besonders gut ein und entfaltet schnell seine straffende Wirkung. Dieses Straffungs-Öl ist so mild, dass Sie es sogar als Pflege für Ihr Gesicht verwenden können. Sie werden vom wohltuenden Duft und von der tollen Wirkung einfach begeistert sein!

Angepasste Pflege ist wichtig
Überhaupt ist eine angepasste Pflege mit wichtigen Wirkstoffen in der Phase der Gewichtsreduktion sehr wichtig. Eine straffende Pflege unterstützt nämlich zusätzlich die Funktionen der Haut, die ja auch als Entgiftungsorgan einen sehr wichtigen Beitrag zum Abnehmen leistet. Mit dem Schweiß scheiden wir nämlich über die Haut Giftstoffe und Schlacken aus, die wichtige Stoffwechselfunktionen behindern würden.

Pflege mit Doppel-Effekt
Wenn Sie nun diesen Entschlackungsprozess der Haut mit einer entsprechenden Pflege unterstützen, dann profitieren Körper und Haut gleichermaßen davon. Ihr Körper wird so effektiv entgiftet und entschlackt, was wiederum die Gewichtsreduktion unterstützt. Und Ihre Haut wird wunderbar zart, weich und straff, was dem eigenen Ego so richtig gut tut. Ach, wie schön kann ein rundes, perfekt abgestimmtes Schlank-Konzept doch sein!

Schlank mit Köpfchen

Wie bereits in diesem Ratgeber gesagt und allgemein bekannt sein dürfte: Abnehmen beginnt im Kopf. Bevor Sie sich in irgendeine Diät stürzen und damit nur unglücklich werden, sollten Sie sich mit dem Thema Abnehmen etwas genauer auseinander setzen. Beachten Sie einfach die nachfolgenden Tipps, wenn Sie intelligent abnehmen und dauerhaft Ihr Wunschgewicht halten möchten:

1. Realistische Ziele setzen
Erwarten Sie nicht den oft versprochenen Turbo-Effekt mit enormen Gewichtsverlusten. Rapide Gewichtsverluste in kurzer Zeit sind kaum möglich. Und wenn, dann schaden sie Gesundheit und Wohlbefinden. Mit einem guten Schlank-Konzept nehmen Sie im Schnitt rund ein Pfund pro Woche ab, in der Anfangsphase auch etwas mehr.

2. Intelligenter ernähren
Nehmen Sie Ihre Hauptmahlzeiten zu festen Zeiten ein. Drei Hauptmahlzeiten und zwei Zwischen-Snacks sind völlig ausreichend. Essen Sie sehr langsam, kauen Sie ausgiebig und genießen Sie jeden Bissen. So verspüren Sie rechtzeitig ein Sättigungssignal und gewöhnen sich automatisch an kleinere Portionen. Vermeiden Sie kompliziertes Kalorienzählen und achten Sie stattdessen lieber auf gesunde Nahrungsmittel.

3. Bewusster trinken
Trinken Sie täglich mindestens 2 Liter Wasser, Früchte- oder Kräutertee ohne Zucker, um für einen guten Stoffwechsel zu sorgen. Vermeiden Sie aber unbedingt die „flüssigen Dickmacher": Cola, Limonaden und moderne Energy-Drinks enthalten sehr viel Zucker, der Ihren Insulinspiegel nur unnötig in die Höhe treibt und so Heißhungerattacken auslöst. Alkohol in jeder Form ist die schärfste Sünde, weil dieser sofort ins Blut schießt und heftige Insulin-Kicks verursacht.

4. Stress abbauen
Menschen, die unter Druck stehen, essen deutlich mehr als ausgeglichene Menschen. Stress stört in gravierendem Umfang ein gesundes

Ernährungsverhalten. Unter Belastung reagiert unser Gehirn unlogisch und sendet falsche Appetitsignale, obwohl man eigentlich genügend gegessen hat. Statt das auf Stress falsch reagierende Gehirn mit Kalorienbomben zu besänftigen, sollten Sie lieber den Stress bekämpfen: Spazierengehen an der frischen Luft, Lesen, Schreiben oder bei Musik entspannen sind gute Relaxmethoden.

5. Bewusster genießen

Genuss ist keine Frage der Menge, sondern der Qualität. Statt eine ganze Tafel Schokolade schnell in sich hineinzustopfen sollten Sie lieber bewusster genießen: Riechen Sie den vanilleartigen Duft der Schokolade, bevor Sie sich ein Stückchen in den Mund stecken. Lassen Sie es anschließend im Mund langsam schmelzen und genießen Sie den intensiven Wohlgeschmack. Sie spüren deutlich: weniger ist mehr. Und wenn Sie doch einmal übertreiben, zum Beispiel auf einer Feier, dann legen Sie am nächsten Tag einen Ausgleichstag mit viel Obst und Gemüse ein.

6. Richtig einkaufen

Gehen Sie niemals mit knurrendem Magen einkaufen. So verführt Sie Ihr Verlangen ganz einfach dazu, die falschen Sachen einzukaufen. Lieber satt einkaufen, dann fällt ein gesunder Einkauf wesentlich leichter. Kaufen Sie auch nicht einfach planlos irgendwelche Light-Produkte, sondern achten Sie lieber auf die Nährwerte. Vermeiden Sie versteckte Fette und kaufen Sie nur Lebensmittel, deren Nährwerte auf der Packung deklariert sind. So können Sie leichter vergleichen. So hat ein magerer Kochschinken einen deutlich geringeren Fettgehalt als jede fettreduzierte Light-Leberwurst.

7. Ausreichende Bewegung

Ohne Bewegung wird kein überflüssiges Fett verbrannt. Nur regelmäßig bewegte Muskeln verbrennen Energie und helfen so beim Abnehmen. Durch ein gezieltes Bewegungs-Programm bauen Sie wertvolle Muskelmasse auf, die letztlich überschüssige Fettreserven verbrennt. Durch ein regelmäßiges Training werden jedoch nicht nur die Muskeln gestärkt, sondern auch die Balance von Insulin und Blutzucker normalisiert. Das verhindert Heißhungerattacken, macht gute Laune und hilft so, Stress besser zu bewältigen.

Ihr eigener Schlankheits-Plan

Wenn Sie die sieben zuvor beschriebenen Regeln und die zahlreichen Tipps in diesem Ratgeber beherzigen, dann sind Sie bereits auf dem besten Wege zu Ihrer Wunschfigur. Aber dennoch möchte ich Ihnen noch eine wichtige Aufgabe ans Herz legen, damit Sie nicht irgendwann der typischen Diätenfalle erliegen und vorzeitig aufgeben. Die meisten Diäten schreiben nämlich Rezepte vor und schränken damit die Lebensmittelauswahl stark ein. Jeder Mensch hat aber seine ganz persönlichen Vorlieben, seine eigenen Lieblingsgerichte. Statt sich streng an Diät-Rezepte zu halten, sollten Sie lieber eine Liste mit Ihren persönlichen Lieblings-Lebensmitteln erstellen. Die typischen Dickmacher aus dieser Liste sollten Sie durch gesunde Alternativen austauschen, die Sie selbst für sich herausfinden. Was nützt Ihnen der Ratschlag, fettige Kartoffelchips durch Salzstangen auszutauschen, wenn Sie Salzstangen überhaupt nicht mögen?

Alternativen finden

Wenn Sie Kartoffelchips so sehr mögen, dann finden Sie einfach heraus, welche Ersatzlebensmittel für Sie als schlanke Alternative in Frage kommen. Vielleicht mögen Sie ja knackige Gemüsesticks mit einem feurigen Tomaten-Chili-Dip? Oder eine fettfrei gebackene Ofenkartoffel mit Kräuterquark? Probieren Sie ruhig verschiedene Alternativen aus. Versuchen Sie so Ihre persönlichen Lieblings-Dickmacher durch gesunde Alternativen zu ersetzen. Finden Sie heraus, welche Zutaten in Ihren Lieblingsspeisen als typische Dickmacher gelten und ersetzen Sie diese entsprechend. Werden Sie selbst aktiv und entdecken Sie neue Genuss-Möglichkeiten.

Essen muss schmecken

Auf keinen Fall darf der Genuss auf der Strecke bleiben. Essen muss satt machen und gewisse Genuss-Bedürfnisse befriedigen. Eine Diät ohne Genuss frustriert nur und bringt die Pfunde nicht wirklich zum Schmelzen. Es gibt aber viele köstliche Alternativen zu typischen Dickmachern, die den Genuss absolut nicht schmälern. Einige Beispiele finden Sie in der nebenstehenden Fettspar-Tabelle. Sicher sind auch für Sie einige gute Alternativen zu typischen Dickmachern dabei. Stellen Sie sich mit Hilfe dieser Tabelle einfach Ihre persönliche Austausch-Liste zusammen.

Die Fettspar-Tabelle

Bratwurst, Kartoffelchips und viele Fertiggerichte sind die reinsten Fettnäpfchen, die der schlanken Linie nur schaden. Meiden Sie einfach die oftmals versteckten Fette und greifen Sie zu fettarmen Alternativen. Die Angaben in der Tabelle können je nach Sorte leicht abweichen. Aber Sie sehen sehr deutlich, wie wichtig es ist, auf fettarme Alternativen umzusteigen. Damit sparen Sie Tag für Tag viel Fett und somit viele Kalorien.

Tauschen Sie	gegen	Fettersparnis
Butter oder Margarine	Halbfettbutter oder -margarine, Senf, Quark, Tomatenmark	2 g je TL
Schinkenspeck	Kochschinken, Kasseler oder Lachsschinken	4 g je Portion
Nuss-Nougat-Creme	Konfitüre, Honig	4 g je TL
Vollmilchprodukte	Magermilchprodukte	3 g je Portion
Schnitzel, paniert	Schnitzel, gegrillt	15 g je Portion
Grillhähnchen mit Haut	Hähnchenbrustfilet	12 g je Portion
Thunfisch in Öl	Thunfisch in Aufguss	16 g je 100 g
Schokolade, Pralinen	Weingummi, Lakritz	6 g je Riegel
Rühr-, Mürbekuchen	Hefe-, Biskuitkuchen	7 g je Stück
Croissant aus Blätterteig	Vollkornbrötchen	12 g je Stück
Eiscreme	Fruchteis, Sorbet	7 g je Kugel
Kartoffelchips	Salzstangen, -brezeln	30 g je 100 g
Crème fraîche	Saure Sahne	4 g je EL
Pommes frites	Backofen-Frites	6 g je Portion
Bratwurst	Hamburger	30 g je Portion

Zum guten Schluss

Fast jeder zweite Deutsche ist übergewichtig und hat bereits mehr als fünf Diät-Versuche hinter sich. In den meisten Fällen bleiben diese Diät-Versuche erfolglos. Viele Diäten sind vergleichbar mit einer Fehlbehandlung, weil sie einerseits nicht die persönlichen Bedürfnisse der Menschen berücksichtigen und andererseits oft sogar zu einer gefährlichen Fehlernährung mit den typischen Mangelerscheinungen führen. Solche Diäten machen nicht schlank, sondern krank!

Das neue Schlank-Konzept soll das Diäten-Dilemma endgültig beenden. Es soll Ihr letzter, aber erfolgreicher Versuch werden, Ihre überflüssigen Pfunde auf eine naturgemäße und gesunde Art abzubauen. Die wunderbaren Schlank-Pusher werden Ihnen zudem helfen, dieses Erfolgs-Konzept bis zu Ihrem Wunschgewicht gut durchzuhalten. Sie werden Ihre Pfunde zwar nicht im Turbo-Tempo verlieren, aber dafür kontinuierlich und absolut ohne jeglichen Beschwerden oder Mangelerscheinungen. Im Gegenteil, Sie werden im Laufe der Reduktionsphase immer vitaler und schöner. Machen Sie also schnell noch ein paar Fotos von sich, damit Sie später mal voller Stolz sagen können: das da war ich einmal...

Ich wünsche Ihnen von Herzen viel Erfolg beim Abnehmen!

Ihre

Vanessa Halen

Wichtiger Hinweis:
Die Wissenschaft forscht auf Hochtouren und macht immer wieder neue Entdeckungen. Ich werde für Sie stets am Ball bleiben und diese neuen Erkenntnisse auf meiner Homepage veröffentlichen. Vielleicht besuchen Sie mich ja dort einmal?!
Sie finden mich hier:

www.wellness-infoseite.de

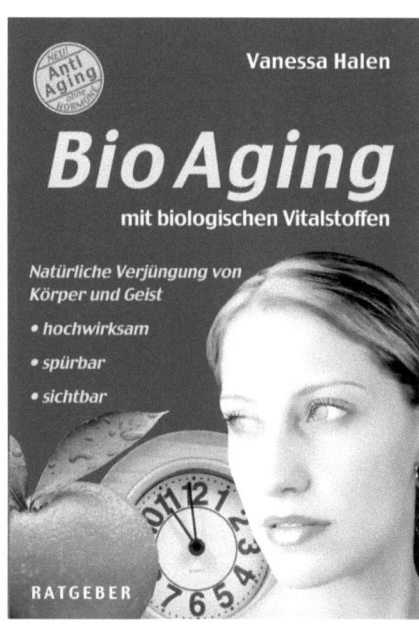

Vanessa Halen

BioAging

mit biologischen Vitalstoffen

BoD Book on Demand
Hochglanz-Softcover
Format 155 x 220 mm
92 Seiten
zahlreiche Abbildungen
ISBN 3-8311-4572-5
12,90 Euro

*Natürliche Verjüngung von
Körper und Geist*
* *hochwirksam*
* *spürbar*
* *sichtbar*

Machen Sie das Beste aus Ihrem Alter!

Verjüngen Sie Ihren Körper und Geist mit BioAging. Erfahren Sie in diesem Ratgeber, wie man mit natürlichen Maßnahmen den Alterungsprozess effektiv verzögern, aufhalten und sogar wieder rückgängig machen kann. Mit dem BioAging-Plan stellen Sie sich Ihr persönliches Konzept zur Optimierung Ihres Gesundheitszustandes und zur Verbesserung Ihrer Lebensqualität zusammen.

Natürliches Anti-Aging ohne Hormone

Dieser Ratgeber zeigt Ihnen eine natürliche Methode des Anti-Aging, jedoch ohne die vielfach umstrittenen Hormone. Hier erfahren Sie, wie Sie mit den biologischen Vitalstoffen aus der täglichen Nahrung sowie mit einer gezielten Nahrungsergänzung die Funktionen von Körper und Geist effektiv optimieren. Der Ratgeber erklärt die besten Vitalstoff-Präparate und nennt zudem die günstigsten Bezugsquellen, damit Sie Ihr gutes Geld nicht für sinnlose und teure Pillen vergeuden.

Dieser Ratgeber ist überall im Buchhandel oder im Internet erhältlich.

Diesen Praxis-Ratgeber können Sie jetzt kostenlos zum Testlesen im PDF-Format auf der Homepage von Vanessa Halen downloaden:
www.wellness-infoseite.de

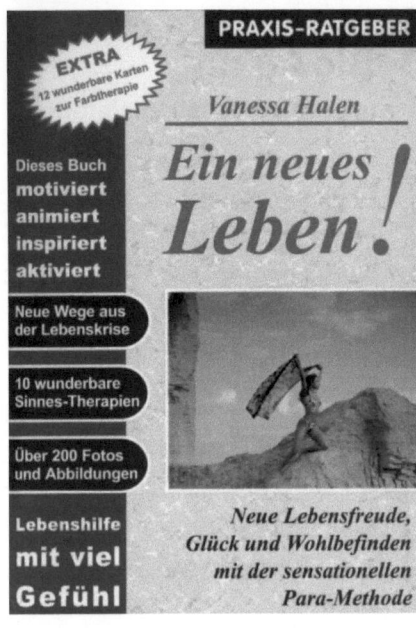

Vanessa Halen

Ein neues Leben!

Neue Lebensfreude, Glück und Wohlbefinden mit der Para-Methode

BoD Book on Demand
Hochglanz-Softcover
Großformat 19 x 27 cm
144 Seiten
zahlreiche Abbildungen
Extra: 12 Farbtherapie-Karten
ISBN 3-89811-731-6

- *Stress und Hektik abbauen*
- *Selbstbewusstsein stärken*
- *Glück und Freude entwickeln*

Dieser Ratgeber hilft Ihnen, Ihre eigenen Kräfte und Energien zu regenerieren und diese für Ihre persönlichen Lebensziele zu mobilisieren. Ausgewählte Sinnes-Therapien werden zu einem individuellen Wellness-Programm zusammengestellt und helfen ohne großen Aufwand bei der Bewältigung der Lebensaufgaben. Dieser Praxis-Ratgeber im Großformat bietet echte Lebenshilfe aus „erster Hand" mit viel Gefühl in anschaulichen Beispielen.

Inhalt:
Neue Lebensfreude, Glück und Wohlbefinden mit der sensationellen Para-Methode. Individuelle Wege aus der Lebenskrise. 10 einfache Sinnes-Therapien für alle Fälle. Über 200 Fotos und Abbildungen. Lebenshilfe mit viel Gefühl.

Extra:
12 spezielle Karten zur Farbtherapie mit Anleitung.

Dieser Ratgeber ist überall im Buchhandel oder im Internet erhältlich.

Zu diesem Ratgeber können Sie kostenlos auf der Homepage von Vanessa Halen ein eBook im PDF-Format downloaden:
www.wellness-infoseite.de